I0040160

CONSIDÉRATIONS

SUR LA

LARYNGITE STRIDULEUSE

OU FAUX CROUP

PAR

Le Dr Adrien BOUTEILLE

Ex-Élève externe des hôpitaux de Marseille (Bouches-du-Rhône); — Ex-Chirurgien sous-aide requis de l'hôpital militaire de la même ville; — Ex-Chirurgien interne de l'Asile d'aliénés d'Aix et de Marseille; — Ex-Chirurgien interne des hôpitaux d'Aix (B.-du-Rhône).

MONTPELLIER

BOEHM & FILS, IMPRIMEURS DE L'ACADÉMIE.
Éditeurs du MONTPELLIER MÉDICAL.

1867

CONSIDÉRATIONS

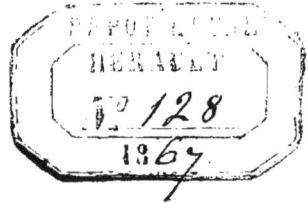

DÉPÔT LÉGAL
HÉRAULT
N° *128*
1867

SUR LA

LARYNGITE STRIDULEUSE

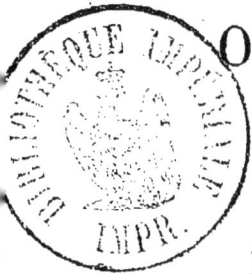

OU FAUX CROUP

BIBLIOTHÈQUE IMPÉRIALE IMPR.

PAR

Le Dr Adrien BOUTEILLE

Ex-Élève externe des hôpitaux de Marseille (Bouches-du-Rhône) ; — Ex-Chirurgien sous-aide requis de l'hôpital militaire de la même ville ; — Ex-Chirurgien interne de l'Asile d'aliénés d'Aix et de Marseille ; — Ex-Chirurgien interne des hôpitaux d'Aix (B.-du-Rhône).

MONTPELLIER

BOEHM & FILS, IMPRIMEURS DE L'ACADÉMIE

Éditeurs du MONTPELLIER MÉDICAL

1867

A LA MÉMOIRE DE MON PÈRE

Amédée BOUTEILLE,

Conseiller à la Cour d'Aix.

Je ne cesserai de garder le souvenir précieux de ses vertus, qui seront la règle de ma vie.

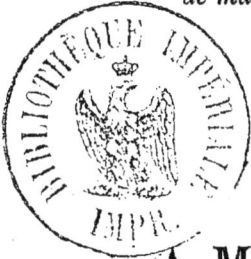

À MA MÈRE

ET A TOUS LES MIENS.

C'est à eux qu'appartient toute mon affection.

A. BOUTEILLE.

A M. DUMAS,

Professeur de clinique d'Accouchements à la Faculté de médecine de Montpellier, Chevalier de la Légion d'Honneur, etc.

Je n'oublierai jamais ce que je dois à vos excellents conseils et à la bienveillance dont vous et les vôtres n'avez cessé de m'entourer. Je suis heureux qu'il me soit permis de vous exprimer ici toute ma reconnaissance.

A M. BOUISSON,

Professeur de clinique Chirurgicale à la Faculté de médecine de Montpellier, Associé national de l'Académie impériale de médecine, Officier de la Légion d'Honneur, etc.

Hommage respectueux.

A M. GOUYET,

Chirurgien en Chef des hôpitaux d'Aix.

Vous avez toujours porté beaucoup d'affection à mon père ; j'en ai la preuve dans le dévouement et les soins que vous n'avez cessé de lui prodiguer. Veuillez accepter, avec ce travail, l'hommage de ma plus profonde reconnaissance, et daignez reporter sur moi tous les sentiments d'affection que vous aviez pour lui.

A. BOUTEILLE.

A M. LÉON,

Médecin en Chef des hôpitaux d'Aix.

J'ai fait tous mes efforts pour que mon œuvre ne soit pas indigne des excellentes leçons que j'ai reçues de vous pennant que j'étais votre élève. Je vous prie d'agréer l'hommage de ma reconnaissance et de mes sincères remercîments.

A M. CHABRIER,

Chirurgien en Chef des hôpitaux d'Aix.

Permettez-moi de vous exprimer combien je suis sensible aux soins que vous avez accordés à mes études pendant mon internat.

A M. PONTIER,

Directeur-médecin de l'Asile d'aliénés d'Aix.

Je vous remercie de l'intérêt dont vous m'avez toujours honoré.

A. BOUTEILLE.

A M. ROBERTY,

Professeur à l'École de médecine de Marseille, Officier de la
Légion d'Honneur.

*Hommage de reconnaissance
et de respect !*

A M. de MIRAVAIL,

Conseiller à la Cour impériale de Montpellier, Chevalier de la
Légion d'Honneur.

*Je n'oublierai jamais vos bontés
pour moi.*

A mon Ami le Dr SAUZE,

Membre correspondant de la Société médico-psychologique,
Ex-Médecin en Chef de l'Asile d'aliénés de Marseille, Membre
et ancien Secrétaire de la Société de médecine de la même
ville, etc.

Souvenir affectueux.

A. BOUTEILLE.

AVANT-PROPOS

Les médecins de l'antiquité, privés des lumières de l'anatomie pathologique, ne pouvaient évidemment avoir que des notions vagues sur le siége et la nature des maladies. Réduits à observer les symptômes, ils les groupaient d'une manière plus ou moins arbitraire, suivant qu'ils avaient plus ou moins de ressemblance entre eux. De là des erreurs sans nombre. Tantôt ils prenaient pour différentes des maladies qui ne présentaient que des nuances peu importantes dans leur manifestation symptomatique ; tantôt ils désignaient par un nom unique diverses lésions qui se traduisaient au dehors par un groupe de symptômes généraux plus ou moins semblables, et dont la caractéristique ne pouvait être trouvée que dans l'altération locale.

D'après cela, on comprend sans peine combien il est difficile de trouver dans les écrits des anciens des indications précises sur les maladies dont la connaissance complète nous vient des recherches anatomopathologiques auxquelles se sont livrés, avec un zèle digne de tout éloge, les médecins de notre siècle.

Ces réflexions, applicables du reste à plusieurs points de pathologie interne et externe, s'appliquent surtout à la maladie que nous avons choisie pour sujet de ce travail. Ce n'est, en effet, qu'avec Guersent et Bretonneau que l'on a appris à distinguer la laryngite spasmodique, appelée aussi striduleuse, ou faux croup, du croup véritable, ou diphthérie laryngée.

Sans doute les anciens avaient observé cette maladie, mais ils nous donnent sur elle des indications si vagues, et ils la désignent sous des noms si divers que leurs écrits, nous ne craignons pas de le dire, ne sont pour nous d'aucun avantage. On ne saurait contester, en effet, que la multiplicité des dénominations données à une maladie ne contribue à l'obscurité dont elle est environnée. C'est toujours un très-grand mal de donner plusieurs noms à un même objet ; l'esprit est naturellement porté à attacher des idées différentes à des signes différents.

CONSIDÉRATIONS

SUR

LA LARYNGITE STRIDULEUSE

OU FAUX CROUP

CHAPITRE PREMIER

Historique. — Synonymie. — Définition. — Fréquence.

On ne peut se défendre de l'idée que les anciens aient observé la laryngite striduleuse. Fleisch, du reste, dont nous n'avons pu nous procurer le travail, a prouvé dans sa thèse, d'après MM. Rilliet et Barthez, que l'on peut trouver des traces de la description de cette maladie dans les anciens auteurs. Mais, pour les raisons que nous avons données dans notre avant-propos, il est difficile d'en trouver chez eux le tableau fidèle.

Hippocrate a eu certainement connaissance de la maladie dont il s'agit, car cette angine a indubitablement existé de son temps et il a dû l'observer, mais il en parle d'une manière trop vague pour qu'on puisse lui en attribuer une notion exacte. Dans le troisième livre des *Aphorismes*, où il est principalement question des effets des diverses saisons et des maladies propres aux divers âges, le Vieillard de Cos mentionne *les maux de gorge, les difficultés de respirer*[1], qui surviennent chez les enfants à l'époque de la dentition ; mais il ne dit rien qui caractérise la maladie dont nous nous occupons dans ce travail.

Dans son *Traité des airs, des eaux et des lieux*, il fait aussi observer que, dans les villes où règnent habituellement les vents qui soufflent entre l'orient et le couchant d'hiver, c'est-à-dire du sud, les enfants sont sujets « aux convulsions, aux oppressions, qu'on confond souvent avec des attaques d'épilepsie ou avec l'épilepsie des enfants » ; mais il ne donne aucune autre explication qui puisse faire reconnaître positivement la maladie qui fait l'objet de nos recherches. On ne peut cependant se refuser à trouver dans ces passages des livres d'Hippocrate une indication de la laryngite striduleuse ou spasmodique.

Cœlius Aurélianus[2] paraît aussi avoir observé la

---

[1] Aphorisme 26.

[2] *De morbis acutis et chronicis*, lib. III, cap. I: *De suspirio sive anhelitu quem Grœci asthma vocant.*

laryngite striduleuse qu'il confondait avec l'asthme. D'après cet auteur, l'asthme attaque plus souvent les vieillards et *les enfants* que les adultes. Il se montre plutôt l'hiver que l'été, et plutôt la nuit que le jour. Chez quelques sujets, il se déclare dès la première enfance. Évidemment, il y a dans ces paroles une allusion à la maladie que nous désignons aujourd'hui sous le nom de laryngite spasmodique.

Harris[1], cité par Millar, parle d'une maladie dans laquelle l'enfant halette, dans laquelle *l'inspiration est bruyante,* de manière à frapper l'oreille des assistants, dans laquelle la face devient noirâtre, et qui nous paraît être la laryngite striduleuse.

L'angine convulsive ou spasmodique des auteurs des deux derniers siècles n'est probablement, dans quelques cas, que la maladie connue de nos jours sous le nom de laryngite striduleuse. On ne peut néanmoins trouver dans leurs ouvrages une indication précise de cette maladie. Bien souvent, en effet, ils ont décrit, Boerhaave surtout[2], comme affection particulière le symptôme dominant de certaines névroses, telles que l'hystérie ou l'épilepsie.

En 1761, un auteur anglais, Simpson[3], cité par Millar, après avoir tracé les symptômes ordinaires de

---

[1] *Tractus de morbis infant.*, 1227, pag. 18.

[2] *Aphorismi de cognoscendis et curandis morbis*, 1709.

[3] *Dissertatio medica inauguralis de asthmate infantum spasmodico.*

la dentition, ajoute que si la sortie des dents se fait
avec peine, il survient, au moment où on s'y attend le
moins, une très-grande gêne de la respiration et de
violents accès d'asthme.

Quoique Millar ait vu dans cette description la
maladie qu'il a décrite, et qui n'est dans bien des cas
que la laryngite striduleuse, nous ne saurions considérer comme tel l'état pathologique dont parle Simpson.
Nous montrerons bientôt, du reste, tout ce qu'a de
défectueux le travail de Millar.

Le croup, on le sait, longtemps confondu avec les
angines, malgré les descriptions qu'en avaient laissées
Baillou, Ghisi, Starr........ ne fut regardé comme
manifestation morbide spéciale et nettement distingué
des angines qu'après la publication des belles recherches de Francis Home, en 1765 [1].

Depuis lors jusqu'à une époque très-rapprochée de
nous, jusqu'à Guersent et Bretonneau, dont nous aurons souvent l'occasion de citer les travaux, c'est avec
la maladie qu'a si bien décrite Francis Home, qu'a
été confondue la laryngite striduleuse.

Cependant quelques bons esprits avaient su voir la
différence qui existe entre le véritable croup, ou diphthérie laryngée, et certaines maladies des organes de
la respiration donnant lieu à des symptômes analogues,
quoique complètement dissemblables au fond.

---

[1] *An inquiry into the nature, cause and cure of the croup.*

Il nous faut, maintenant, signaler les travaux de ces hommes, remarquables à plus d'un titre, et montrer les dissidences d'opinion qui se sont produites en cette matière.

Peu après la publication du mémoire de Home, Millar, dans un livre paru en Angleterre en 1769[1], dont le Dr Sentex nous a donné une traduction française, en 1808, a décrit une maladie qu'il a appelée asthme aigu, qu'il s'est efforcé de distinguer du croup, et qui n'est, nous le croyons du moins, le plus souvent que notre laryngite striduleuse.

Il s'en faut de beaucoup cependant que tous les auteurs partagent cette manière de voir.

Comme nous le verrons dans la suite, les uns ont considéré l'asthme de Millar comme une maladie problématique, dont l'existence aurait besoin d'une démonstration positive ; d'autres, et c'est le plus grand nombre, ont fait de cette maladie une variété de croup, le croup nerveux ou spasmodique, ou l'ont considéré comme le premier degré de cette dernière affection ; d'autres, enfin, ont complètement adopté les idées de Millar, et en ont fait une maladie tout à fait distincte. Cette dernière manière de voir réunit aujourd'hui le plus de suffrages; mais tandis que certains pensent que l'asthme de Millar est la laryngite striduleuse, d'autres le rangent parmi les maladies de l'axe cérébro-

---

[1] *On the asthma and hooping-cough.*

spinal, parmi les névroses, à côté de l'éclampsie, dont il n'est qu'une variété.

Sans nous écarter de l'ordre chronologique commandé par le titre de ce premier chapitre de notre travail, expliquons-nous sur ces diverses opinions. Et d'abord, quelle est la valeur du livre de Millar ?

La lecture du livre suffit pour convaincre que Millar avait en vue, dans sa description, une maladie particulière différente du croup ; mais il ne l'a pas suffisamment caractérisée et distinguée de plusieurs autres maladies voisines. On y trouve, en effet, quelque ressemblance avec le spasme de la glotte, symptôme assez fréquent de l'éclampsie, dont était certainement affecté un des malades dont il parle, et qui mourut dans les convulsions. On y reconnaît aussi quelques traits de la laryngite simple , de la laryngite spasmodique , de la bronchite capillaire, voire même de la pneumonie. Millar finit même par confondre , dans leur dernière période, l'asthme aigu avec le croup vrai. Aussi dirons-nous avec Guersent : «Il est évidemment impossible de tirer quelques lumières d'indications aussi vagues et d'autopsies cadavériques qui sont contradictoires, parce qu'elles appartiennent à des maladies différentes [1]. C'est ce manque de précision dans la description que nous a laissée Millar de son asthme aigu, qui a donné lieu à toutes les discussions qui se sont produites à l'oc-

---

[1] Dictionnaire en 30 vol., art. *Asthme aigu*, tom. IV, pag. 283.

casion de cette maladie. Chaque auteur a pu y trouver quelque chose de ce qu'il voulait y voir.

Pour le Dr Jolly, qui a écrit un bon article sur *l'asthme*, dans le *Dictionnaire de médecine et de chirurgie pratiques* [1], l'asthme aigu des enfants, décrit par Millar, appartient bien évidemment à l'asthme nerveux ou convulsif, et ne diffère de l'asthme des adultes que par le nom qu'on lui a imposé et le caractère particulier que lui imprime la circonstance de l'âge.

Dugès, au contraire, à l'article *Croup* du même Dictionnaire [2], regarde avec beaucoup de raison l'asthme aigu comme une maladie mal définie, «problématique», et la rapporte au pseudo-croup de Guersent, qu'il a le tort, comme nous le verrons, de ne pas considérer comme une maladie particulière.

M. Cruveilhier, dans l'excellent article *Laryngite* du même ouvrage [3], ne partage pas davantage la manière de voir du Dr Jolly. « L'asthme aigu de Millar, dit-il, sur lequel on a tant écrit, sans s'entendre, parce que cette maladie est mal définie, n'est probablement rien autre chose qu'un accès de suffocation de laryngite.»

[1] Dictionnaire de médecine et de chirurgie pratiques, tom. III, pag. 611.

[2] Dictionnaire de médecine et de chirurgie pratiques, tom. V, pag. 576.

[3] Dictionnaire de médecine et de chirurgie pratiques, tom. II, pag. 22.

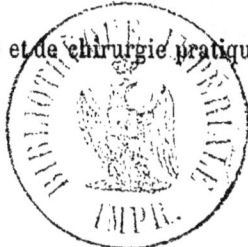

D'après Guersent [1], c'est aux laryngites striduleuses ou pseudo-croups qu'appartient l'asthme de Millar.

MM. Rilliet et Barthez sont aussi de cet avis [2].

Valleix, considérant la confusion qui règne dans l'ouvrage de Millar, propose de faire disparaître la dénomination d'asthme aigu de Millar du vocabulaire médical, et de retrancher du cadre nosologique la maladie complexe qu'elle désigne [3]. Nous souscrivons volontiers à la proposition de Valleix.

M. Bouchut [4] voit dans l'asthme de Millar comme dans l'asthme thymique de Kopp la maladie qu'il a décrite sous le nom de phréno-glottisme, plus généralement connue sous celui de spasme de la glotte. Il en fait une maladie convulsive ayant sa place à côté de l'éclampsie, dont elle n'est souvent que le symptôme. Telle est aussi la manière de voir du professeur Niemeyer [5].

D'ailleurs déjà, Baumes et Gardien avaient vu beaucoup de rapport entre l'asthme aigu de Millar et les états nerveux que les anciens décrivaient sous le nom de cauchemar, de *pavores nocturni*, et que nous sommes habitués aujourd'hui à considérer comme des symptômes précurseurs des véritables convulsions de l'éclampsie. Nous voyons même Gardien désigner

---

[1] Dictionnaire en 30 vol., *Croup*, tom. IX, pag. 355.

[2] Traité des maladies des enfants, tom. I, pag. 365, 2e édit.

[3] Guide du médecin praticien, tom. II, pag. 395, 4e édit.

[4] Traité pratique des maladies des nouveau-nés, 4e édit., pag. 91.

[5] Pathologie interne, tom. II, pag. 52.

l'asthme de Millar, que Baumes appelle un catarrhe suffocant, sous le nom d'affection spasmodique du thorax et de la glotte [1].

Après cette digression, qui ne nous paraît pas trop déplacée, nous dirons, pour revenir à notre sujet, que Millar a observé certainement la laryngite striduleuse, mais qu'il a décrit sous une même dénomination cette maladie, la laryngite aiguë simple, la bronchite capillaire, la pneumonie, voire même le croup, et que, par conséquent, son livre ne méritait pas tous les honneurs qu'on lui a faits.

A peine ce livre venait-il de paraître, que B. Rush (de Philadelphie), en 1770, dans une lettre adressée à Millar même, manifesta son opinion sur la nature spasmodique de certaines angines trachéales. A l'ouverture d'un enfant mort d'angine trachéale, il n'avait pas trouvé de fausses membranes dans la trachée. Mais, plus tard, Rush changea d'avis, ne fit plus de distinction dans la nature des angines trachéales qu'il eut à observer, et confondit avec le croup vrai, considéré par lui comme de nature inflammatoire, ce qu'il appelait l'*angine trachéale humide ou humorale*; il avouait toutefois que celle-ci était souvent accompagnée d'un élément spasmodique, qui n'était, selon toute probabilité, que notre laryngite striduleuse [2].

---

[1] Traité des accouchements, etc., tom. IV, pag. 361.

[2] Voir pour plus de détails sur ce point les *Recherches sur le croup* de Valentin, 1812, pag. 319.

En 1776, Chalmers, médecin à Charles-Town (Caroline méridionale), dans un mémoire[1] cité aussi par Valentin, admet au contraire deux espèces de croup, l'une purement nerveuse, l'autre inflammatoire.

Un des auteurs qui se sont le plus appliqués à faire admettre cette distinction est, sans contredit, le Dr Wichmann (de Hanôvre). Dans un mémoire dont les Drs Brewer et Delaroche nous ont donné la traduction[2], cet auteur a beaucoup mieux précisé que Millar lui-même ce qu'était l'asthme aigu des enfants, et bien distingué du croup cet état pathologique, auquel il conserve le nom d'*asthme de Millar*. Mais assurément il avait en vue la laryngite striduleuse ; il dit en effet, en commençant, qu'il faut établir deux espèces bien distinctes de croup : l'une, purement nerveuse, tenant uniquement à une constriction spasmodique du larynx et de la trachée ; l'autre dépendant essentiellement d'une inflammation de ces mêmes organes.

Cette dernière opinion sur la nature du croup vrai n'a plus besoin aujourd'hui d'être réfutée, chacun sait ce qu'il faut penser à cet égard ; nous n'avons pas, du reste, à nous occuper ici de cela, mais il nous faut établir si ce que Wichmann appelle le croup nerveux est bien notre laryngite striduleuse.

Après avoir lu son mémoire, on ne peut douter qu'il

[1] *Account of the weather and diseases of South-Carolina.*
[2] Bibliothèque germanique, tom. II, pag. 120 et suiv.

n'en soit ainsi. La description que fait l'auteur de la maladie qu'il a observée, et surtout le parallèle qu'il établit entre elle et le croup, amènent forcément à cette conclusion. Il est regrettable seulement que le médecin de Hanôvre n'ait pas fait ressortir les imperfections du mémoire de Millar, qu'il n'ait pas vu que l'auteur anglais avait décrit sous une même dénomination des états morbides souvent fort différents, et qu'il ait conservé le nom d'asthme aigu de Millar.

Tout en faisant l'éloge des recherches de Vichmann, les traducteurs Brewer et Delaroche n'acceptent pas sa manière de voir. Ils nient que l'asthme aigu décrit par Millar et par Wichmann existe comme espèce morbide distincte du croup. Il ressemble à tant d'égards, disent-ils [1], à ce dernier, que nous ne pouvons nous refuser à croire qu'il n'existe entre l'un et l'autre aucune différence essentielle.

Valentin [2] professe la même opinion. D'après lui, la prédominance des symptômes nerveux ne constitue point une différence essentielle, elle ne saurait autoriser la création d'une maladie spéciale; aussi décrit-il comme de véritables croups des cas qui n'étaient rien moins que cela [3].

Dreysig [4] a nettement différencié, comme Wichmann,

[1] *Loc. cit.*, pag. 144.
[2] *Loc. cit.*, pag. 332.
[3] Voir ses observations : 1, 6, 7, 8, 10, 12.
[4] Dreysig; Traité de diagnostic, 1804. Traduct. de J.-L. Renaudin, pag. 223.

le croup de l'asthme de Millar. Il convient lui-même que Wichmann, le premier, a déterminé d'une manière précise les signes qui distinguent l'angine membraneuse de l'asthme aigu des enfants. Sauf quelques légères différences, il adopte complètement les opinions du médecin de Hanovre, dont la description lui a servi de modèle.

Cette distinction, établie par Wichmann et Dreysig, a été du reste adoptée, au dire de MM. Rilliet et Barthez[1], par la plupart des praticiens de l'Allemagne (Henke, Fleisch, Wendt, Formey....). L'asthme de Millar est pour eux une maladie convulsive, qu'ils rangent à côté de la coqueluche. Toutefois Hecker et Autenrieth ont admis que cette maladie et le croup étaient de la même famille. Mais Wendt, disent MM. Rilliet et Barthez, s'élève avec force contre une pareille opinion, qu'il traite de méprise déplorable et inconcevable.

En Angleterre, John Cheyne, Field et Leeson, d'après Valentin[2], croient aussi que l'asthme de Millar n'est pas le croup.

Michel Underwood est d'un avis opposé. Il reconnaît cependant que la fausse membrane n'a pas été trouvée chez plusieurs enfants qui ont péri avec tous les symptômes du croup. « En revanche, dit-il, la mu-

---

[1] *Loc. cit.*, pag. 366.
[2] *Loc. cit.*, pag. 331.

queuse du larynx était plus enflammée et plus engor-
gée. Il est probable que tel est le cas dans la maladie
décrite par Millar sous le nom d'asthme aigu. Selon
toute apparence, c'est une variété du croup dans laquelle les symptômes inflammatoires ont une telle intensité que, si la fausse membrane se forme, elle est
expulsée de bonne heure. Mais, en vertu d'une irritabilité particulière à l'individu, les muscles du larynx
et de la glotte sont dans un spasme continuel et diminuent le calibre des voies aériennes, déjà rétrécies
par l'épaississement de leur membrane interne [1]. »

John Burns [2] admet qu'il y a «beaucoup de cas de
croup spasmodique sans inflammation ». Puis il ajoute:
« Cependant, s'il dure longtemps, il y a grand risque
qu'une inflammation ne survienne et qu'il ne se forme
de fausses membranes. »

Cette dernière proposition est, à notre avis, fort
discutable. Sans doute, à la laryngite spasmodique peut
succéder, comme nous le dirons plus loin, le croup
véritable ; mais ce n'est pas l'état spasmodique trop
prolongé des muscles de la glotte qui peut amener
ce fâcheux résultat. D'un autre côté, J. Burns ne paraît pas avoir une notion très-nette sur ce croup spasmodique, puisqu'il dit qu'il « peut aussi attaquer les

---

[1] Traité des maladies des enfants, traduc. d'Eusèbe de Salle,
pag. 516.

[2] Traité des accouchements, des maladies des femmes et des
enfants. Édit. de l'Encyclop., pag. 506.

femmes, surtout vers l'âge de la puberté, et les tourmenter ensuite de temps en temps, pendant un grand nombre d'années. » Il est évident qu'il confond avec le faux croup certains accidents hystériques.

Autres confusions : Dans le même chapitre, Burns parle des spasmes du larynx et de la trachée survenant pendant la dentition, produisant un sentiment momentané de suffocation avec un son croupal, mais sans toux rauque, se manifestant tout à coup pendant la nuit et au milieu des cris de l'enfant. — Certainement il s'agit alors d'un état convulsif éclamptique, d'une convulsion interne et non du faux croup.

Plus loin, du reste, Burns rappelle qu'au chapitre des convulsions ou de l'éclampsie il a parlé de la respiration spasmodique à titre de complication.

De plus encore, à la fin du même article, le professeur de Glascow fait mention de l'asthme thymique de Kopp et même de la phthisie laryngée.

Comme on le voit, Burns a par trop élargi son chapitre sur le croup, et s'il décrit d'une manière qui ne peut donner le change la laryngite striduleuse, il a décrit à côté d'elle, et sans les différencier assez, le spasme de la glotte lié à l'éclampsie, l'asthme de Kopp et plus encore les accès de suffocation de la phthisie laryngée.

Cette confusion du vrai croup et de la laryngite striduleuse ou faux croup, se retrouve du reste dans les mémoires envoyés au fameux concours de 1807.

Albers (de Bremen) soutient que « communément c'est le spasme seul qui arrête ou embarrasse la respiration en resserrant le canal aérien ». Il ne veut pas cependant qu'à l'exemple de certains auteurs on admette pour cela deux espèces de croup, l'une inflammatoire et l'autre spasmodique. Cette distinction n'est, à ses yeux, qu'une vaine hypothèse, constamment démentie par l'observation exacte de la maladie [1].

Jurine pense aussi que c'est à l'irritation spasmodique que l'on doit attribuer le développement des accès et la suffocation qui les accompagne. D'après MM. Rilliet et Barthez, qui ont pu compulser le manuscrit de cet éminent praticien., quelque soin qu'il ait mis à distinguer la laryngite pseudo-membraneuse de tout ce qui n'est pas elle, il a décrit sous le nom de croup bon nombre de laryngites spasmodiques bien caractérisées [2].

Vieusseux a commis la même erreur. Dans un mémoire inséré dans le Journal de Leroux, Boyer et Corvisart [3], il donne pour des cas de croup des exemples très-évidents de laryngite striduleuse ; et dans son mémoire, qui obtint la première mention honorable au concours Impérial, il ne sut pas éviter cet écueil.

[1] Analyse du mémoire d'Albers. Rapport de la Commission sur les ouvrages, pag. 78.
[2] Rilliet et Barthez, *loc. cit.*, pag. 366.
[3] Journal de Leroux, Boyer et Corvisart, décembre 1806, pag. 422 et suiv.

Double[1] , qui cependant a tâché de distinguer du croup l'asthme de Millar, n'a pas été plus heureux.

On trouve la même confusion dans Lobstein[2] : la sœur du petit malade affecté de véritable croup , qui fait le sujet de la première observation, n'avait, à coup sûr, qu'une laryngite striduleuse. Lobstein crut lui-même un instant à l'existence de l'asthme de Millar. Il donne pourtant cette observation comme un exemple de véritable croup[3]. Le passage suivant, par lequel cet auteur commence son chapitre sur la nature du croup, prouve mieux encore la confusion qu'il faisait entre le vrai et le faux croup. « J'ai traité, dit-il[4], plusieurs croups , dont quelques-uns ont été guéris par les seuls vomitifs associés à quelques autres médicaments , tandis que d'autres ont résisté à tous les remèdes. D'où provient cette différence des résultats dans la même maladie , et où il se manifestait le même appareil de symptômes ? Elle tient, je crois, à ce que, sous une gravité en apparence identique des accidents, l'état spasmodique avait, si j'ose m'exprimer ainsi, *une intensité intrinsèque* plus prononcée dans quelques-uns de ces cas que dans d'autres. Plus je réfléchis sur le croup, et plus je crois devoir admettre dans cette

[1] Traité du croup, 1812, pag. 313.
[2] Mémoire de la Société médicale d'émulation de Paris, 1817. 8e année, 1re part., pag. 500.
[3] *Loc. cit.*, pag. 510.
[4] *Loc. cit.*, pag. 537.

maladie deux éléments et deux principes distincts et séparés : 1º le principe catarrhal, et 2º le principe nerveux. »

Cette manière de voir, qui est à quelque chose près celle de Rush, d'Albers (de Bremen), de Brewer et de Laroche, est aussi, comme nous l'avons déjà dit, celle de Valentin.

Ce n'est vraiment qu'avec Guersent que la lumière commence à se faire. Dans l'article *Croup*[1] du Dictionnaire en 30 vol. (1re édition), cet habile praticien s'efforça de distinguer du croup certaines maladies qui s'en rapprochent le plus, auxquelles il donna le nom de faux croup ou de pseudo-croup. C'est à ce genre de maladie qu'il rattacha l'asthme de Millar.

Plus tard, dans la seconde édition du même ouvrage, il a traité le même sujet d'une manière plus complète, et sa description a servi jusqu'ici de guide à tous ceux qui se sont occupés de la question.

En 1826, Bretonneau[2] consacra, dans son *Traité de la diphthérite*, un chapitre spécial à la description du pseudo-croup, qu'il appela laryngite striduleuse, et établit avec une merveilleuse lucidité, suivant l'expression du professeur Trousseau, les caractères essentiels qui permettent de distinguer cette maladie du véritable croup ou diphthérite laryngée.

[1] Dictionnaire de médecine, art. *Croup*, tom. VI, 1823, 1re édit.

[2] Traité de la diphthérite, pag. 264 et 86.

Quelque temps après, en 1828, Blache [1] publia un article sur le croup et le pseudo-croup. On y trouve une bonne observation de cette dernière maladie.

Cette distinction du croup et du pseudo-croup n'a pas été d'abord généralement admise.

C'est ainsi que Brichêteau [2] et Desruelles [3] ont affirmé que la laryngite striduleuse n'était que le premier degré du croup.

Dugès [4], qui ne trouve « aucune objection valable contre la nature phlegmasique du croup», quoiqu'il admette l'existence d'une affection générale, d'un état fébrile particulier, en vertu duquel il se produit une exsudation d'albumine ou de fibrine concrétée à la surface de la membrane enflammée, ne regarde pas comme maladies particulières celles que Guersent a nommées pseudo-croups. « Il nous paraît, dit-il, qu'on peut les rapporter, pour la plupart, à des affections bien connues, le catarrhe pulmonaire ou la pneumonie, dans lesquelles un engouement momentané de la trachée et du larynx amène des accès d'étouffement, d'étranglement, à peu près par le mécanisme que nous avons détaillé à l'occasion de la coqueluche. D'autres fois c'est à l'in-

---

[1] Archives générales de médecine, n° du mois d'août 1828.

[2] Précis analytique du croup, 1827.

[3] Existe-t-il des faux croups? réflexions sur cette question, dans Bullet. de la Société médicale d'émulation de Paris (janvier 1834).

[4] Dugès, art. cité, pag. 567.

flammation pelliculaire du pharynx que le pseudo-croup
appartient tout à fait, et il est à croire que quelques
lambeaux pseudo-membraneux détachés et attirés de
temps en temps dans la glotte par l'inspiration, font
naître alors quelques-uns des symptômes de la laryngite. Enfin, le pseudo-croup ataxique semble n'être
autre chose que l'asthme aigu de Millar [1].

Somme toute, Dugès ne reconnaît pas l'existence
de la laryngite striduleuse comme entité morbide.

Pour M. Cruveilhier [2], « le pseudo-croup de Guersent n'est le plus souvent qu'une laryngite catarrhale
aiguë des enfants. Les accès de suffocation sont la
conséquence du spasme qui s'empare des muscles du
larynx. »

Schmitt (de Rieneck) pense aussi que le faux croup
n'est qu'un simple catarrhe du larynx. Toutefois il
admet une grande ressemblance entre le croup et le
faux croup, qui ne sont, suivant lui, que les deux points
extrêmes d'un même travail pathologique. Prenant pour
comparaison la cholérine et le choléra, il les appelle
croupine et croup [3].

Aujourd'hui tous les auteurs classiques, Grisolle,

[1] Dugès, art. cité, pag. 575.
[2] Art. cité, pag. 22.
[3] Valeur des symptômes généralement reconnus comme pathognomoniques du croup..... Analysé dans la *Gazette médicale
de Paris*, 21 juin 1834.

Tardieu, Valleix, et ceux qui s'occupent spécialement
de pathologie infantile, MM. Rilliet et Barthez, Bouchut,
consacrent un chapitre à l'étude de la laryngite striduleuse. « Dans l'état actuel de la science, disent
MM. Rilliet et Barthez, il était impossible de ne pas
décrire à part une affection spéciale à l'enfance qui se
présente sous une forme insolite, et dont le diagnostic
réclame toute l'attention du praticien. »

Cette maladie a été aussi l'objet d'une excellente
leçon clinique du professeur Trousseau [1].

Niemeyer [2] décrit la laryngite striduleuse sous le
nom de catarrhe aigu du larynx.

Ces recherches historiques nous montrent combien
est riche la synonymie de la maladie dont nous nous
occupons. Triste avantage, puisque c'est la multiplicité
des noms qu'elle a reçus qui l'ont fait longtemps mé-
connaître.

Confondue d'abord avec les angines et plus tard
avec le croup, on l'a successivement désignée sous le
nom de angine convulsive, angine trachéale humide
(Rush), asthme aigu (Millar), asthme spasmodique
(Wichmann), spasme de la glotte, catarrhe suffocant
(Lieutaud, Baumes), inspiration rauque des enfants,
asthme thymique, asthme de Kopp, *laryngismus stri-*

---

[1] Clinique médicale, 2º édit., tom. I, pag. 520.
[2] Ouvrage cité, pag. 6.

dulus (Ley), croup nerveux, faux croup ou pseudo-croup (Guersent), laryngite striduleuse (Bretonneau), croupine (Schmitt), laryngite spasmodique (MM. Rilliet et Barthez). Le nom donné par Bretonneau est le plus généralement accepté.

Avant d'aller plus loin, définissons cette maladie : La laryngite striduleuse ou faux croup est une maladie dans laquelle, à une hyperémie catarrhale de la muqueuse du larynx, se trouve associé un état spasmodique des muscles de cet organe développé sous l'influence du catarrhe même, d'où accès de suffocation plus ou moins violents, avec toux rauque, sonore, stridente, sans mouvement fébrile bien marqué.

Nous tâcherons de justifier cette définition dans le courant de notre travail.

Rarement observée dans les hôpitaux, sauf ceux spécialement destinés aux enfants, parce qu'elle disparaît presque toujours avec la même rapidité qu'elle se déclare, la laryngite striduleuse est, au contraire, une maladie très-commune dans la pratique civile, s'il faut en juger par les nombreuses observations qu'on en a publiées dans ces dernières années. Que de fois le médecin est appelé en toute hâte auprès de jeunes enfants que leurs parents croient atteints du croup, et qui n'ont qu'une laryngite striduleuse ! Aussi, que de succès dans le traitement du croup, dont se félicitent ou se vantent quelques médecins qui n'ont eu affaire qu'à de simples laryngites spasmodiques! L'erreur cependant est encore aujourd'hui possible, c'est pourquoi nous avons choisi ce sujet d'étude.

CHAPITRE II

Symptômes. — Marche. — Durée. — Terminaison.

———

Dans le plus grand nombre de cas, la laryngite striduleuse débute tout à coup au milieu de la nuit par
un accès de suffocation d'une intensité variable. Ce
début brusque de la maladie est celui qu'ont signalé
Guersent[1], Bretonneau[2], et avant eux Wichmann[3];
MM. Trousseau[4] et Bouchut[5] notent aussi la soudai-
neté de l'invasion du faux croup. C'est de cette manière
qu'a été pris le jeune enfant dont nous rapporterons
l'histoire d'après les notes que nous a remises notre
excellent maître M. le professeur Dumas. Cependant,
au dire de MM. Rilliet et Barthez[6], dont l'autorité

[1] Art. cité, pag. 355.
[2] Loc. cit., pag. 265.
[3] Loc. cit., pag. 126.
[4] Loc. cit,, pag. 521.
[5] Loc. cit., pag. 279.
[6] Loc. cit., pag. 349.

est si grande en matière de pathologie infantile, l'accès de suffocation est précédé, dans la plupart des cas, soit pendant un ou deux jours, soit pendant quelques heures seulement, de larmoiement, de coryza, d'accablement, d'un peu de fièvre, et souvent d'une toux qui devient promptement rauque. Dans les observations qu'ils ont analysées, ils n'ont trouvé que deux malades sur quinze dont la suffocation a été subite.

Il va sans dire que si la laryngite striduleuse survient au début ou dans le cours de certaines maladies, son apparition est précédée de symptômes propres à ces différentes affections. C'est ainsi que si le faux croup se déclare pendant la période d'invasion de la rougeole, il se développe au milieu des symptômes de catarrhe qui caractérisent le début de cette fièvre éruptive.

Quoi qu'il en soit, c'est presque toujours dans la nuit, vers onze heures, minuit, une heure, rarement dans le jour, que se manifeste le premier accès de suffocation. C'est presque toujours pendant son premier sommeil, disent MM. Rilliet et Barthez [1], que le médecin est appelé pour les enfants atteints de faux croup. Dans les observations qu'ils ont eues sous les yeux pour la rédaction de leur article, ils n'ont noté qu'une seule fois l'apparition du premier accès d'étouffement à quatre heures de l'après-midi; et une

[1] *Loc. cit.*, pag. 349.

seule fois à deux heures du matin. Entre ces deux
limites extrêmes, ils ont trouvé tous les intermédiaires.
Pour eux, l'heure à laquelle il se montre le plus souvent, c'est onze heures du soir. Il était environ minuit
quand M. Dumas fut mandé auprès de son petit malade.

L'enfant, qui s'était couché bien portant et qui s'é-
tait endormi d'un sommeil bien tranquille, se réveille
en sursaut, comme effrayé, pris d'une angoisse et
d'une difficulté de respirer dont l'intensité varie depuis l'oppression la plus légère jusqu'à l'orthopnée la
plus considérable. Il crie, il pleure, se met sur son
séant, et semble sur le point de périr asphyxié. S'il est
d'un âge qui lui permette d'exprimer par la parole ce
qu'il éprouve, il se plaint d'étouffer. S'il est assez fort,
il se met à genoux sur son lit, le corps plié en avant,
craignant de le redresser. Sa face est congestionnée,
rouge, violacée, livide; ses yeux, saillants et humectés
de larmes, expriment une terreur profonde. Il porte la
main à son cou comme pour enlever un obstacle qui
s'oppose à l'entrée de l'air dans la poitrine. Quelquefois
même ses membres sont pris de petits mouvements
convulsifs. La respiration est rapide, haletante, en-
trecoupée, accompagnée pendant l'inspiration d'un
sifflement laryngien strident tellement sonore qu'on
peut l'entendre à une assez grande distance, plus
aigu, plus déchiré encore que celui de la coqueluche.
Cette respiration sibilante, striduleuse, qui rappelle

le cri d'un jeune coq, caractérise surtout cette maladie, et non pas, comme on l'a dit pendant longtemps,
la laryngite pseudo-membraneuse; d'où le nom de
laryngite striduleuse qui lui a été donné.

En même temps la toux se déclare et se fait entendre dans les efforts convulsifs de l'expiration. Elle donne
lieu à une sensation d'étranglement siégeant dans le
larynx plutôt qu'à une véritable douleur. Elle amène
quelquefois, lorsque l'enfant sait cracher, une expectoration muqueuse sans stries de sang ni débris de
fausses membranes. Elle est rauque, très-fréquente,
forte, sèche, éclatante, *aboyante*. L'analogie entre
l'aboiement d'un chien et la toux pseudo-croupale est
quelquefois si grande, disent MM. Rilliet et Barthez[1],
que nous avons vu des parents, trompés par son timbre, croire qu'un chien jappait dans le voisinage de
leur chambre. Ce caractère de la toux, que le mot *clan-
gor* exprimait très-bien, d'après M. H. Roger[2], joint au
sifflement laryngien de l'inspiration, suffit à M. Dumas
pour rassurer les parents de son jeune malade, que la
crainte du croup avait jetés dans la plus vive inquiétude. On sait, en effet, que dans le croup véritable la
toux est sourde, étouffée, et d'un timbre métallique.

Au milieu d'un appareil symptomatique en apparence
si grave, il n'y a généralement que peu de fièvre, comme

---

[1] *Loc. cit.*, pag. 350.
[2] Sémeiol. des malad. de l'enfance, 1864, pag. 91.

chez le petit malade de M. Dumas ; quelquefois même on ne constate aucun mouvement fébrile.

Cependant, lorsque l'accès est intense et surtout lorsqu'il se prolonge un temps assez long, le pouls s'accélère, la peau devient chaude, et la fièvre s'allume.

A moins de complication de pneumonie, ce qui est relativement assez commun, ainsi que nous le verrons plus loin, l'auscultation ne révèle que l'existence de râles ronflants, sibilants, comme dans la bronchite.

Lorsque le calme commence à se faire, on peut observer les altérations de la voix. Éteinte au moment de l'accès, quoique toujours à un degré moindre que dans le vrai coup, elle est seulement rauque et déchirée dans l'intervalle, et jamais éteinte, comme dans cette dernière maladie. L'aphonie, notée par quelques auteurs, est un fait exceptionnel. Elle a été observée par MM. Rilliet et Barthez [1], chez un petit garçon de cinq ans et demi qui, simplement enroué au début, devint aphone le huitième jour. C'était sa quatrième attaque de laryngite spasmodique. Il en a été de même chez le malade dont Bretonneau nous a laissé l'histoire [2]. D'après MM. Rilliet et Barthez, l'extinction complète de la voix aurait été observée deux fois par Jurine [3].

[1] *Loc. cit.*, pag. 350.
[2] *Loc. cit.*, pag. 273.
[3] *Loc. cit.*, pag. 350.

En examinant le fond de la gorge, on ne constate qu'une rougeur plus ou moins intense de la muqueuse, avec ou sans tuméfaction des amygdales, et on ne trouve jamais d'exsudation pseudo-membraneuse, tant que la laryngite striduleuse est simple.

Les ganglions sous-maxillaires, à moins de coexistence d'adénite antérieure, ne sont le siége d'aucune douleur, ni d'aucun gonflement.

Après un temps variable de quelques minutes à plusieurs heures, comme dans une observation de Jurine, qui l'a vu durer six heures avec quelques rémissions seulement[1], les accidents diminuent peu à peu d'intensité, puis disparaissent, et l'accès cesse.

La durée moyenne est d'une demi-heure à une heure.

Le calme revenu, l'enfant harassé de fatigue si l'accès a été violent, pâle et couvert de sueur, se rendort, en conservant quelquefois une respiration bruyante ; la fièvre tombe, et la maladie est dans quelques cas ainsi terminée après un seul accès.

Au réveil, la toux, quoique rauque, est plus humide, plus catarrhale ; la respiration est moins sifflante, la voix est revenue presque normale, et il ne reste qu'un simple état catarrhal dont la guérison ne se fait pas longtemps attendre.

La marche des accidents est donc bien différente de

[1] Rilliet et Barthez, *loc. cit.*, pag. 348.

celle qu'on observe dans le vrai croup, dont les symptômes vont sans cesse en s'aggravant jusqu'à la mort.

Habituellement cependant, les accès de suffocation se renouvellent plusieurs fois. Le plus souvent, d'après MM. Rilliet et Barthez [1], le second accès se manifeste avant le jour. C'est ce qui est arrivé chez le petit malade de M. Dumas. D'après Guersent [2] et M. Bouchut [3], il ne revient en général que la nuit suivante. Il est plus rare de le voir se manifester dans la journée. Nous verrons, en effet, quelle grande influence exerce le sommeil sur la production des accidents spasmodiques de la laryngite. Ce qui le prouve déjà suffisamment, c'est, comme l'a observé Guersent [4], la moindre violence des accès, quand ils attaquent l'enfant éveillé, jouant.

Quoi qu'il en soit, ce second accès est, dans la très-grande majorité des cas, moins fort que le premier, et dure moins longtemps que lui.

Entre ces deux accès, la santé du petit malade n'est pas très-notablement atteinte ; il joue comme de coutume. On n'observe qu'un peu d'enrouement ; la voix est à peine altérée, elle est presque naturelle ; la toux, quoique encore un peu bruyante, se rapproche beaucoup de la simple toux catarrhale, et le pouls est pour ainsi dire normal ; à peine est-il un peu plus fréquent,

[1] Rilliet et Barthez, *loc. cit.*, pag. 347.
[2] *Loc. cit.*, pag. 522.
[3] *Loc. cit.*, pag. 280.
[4] *Loc. cit.*, pag. 356.

quelquefois même n'est-il pas du tout modifié : ce n'est que très-rarement que l'on observe un véritable mouvement fébrile, s'il n'existe aucune complication.

Au bout de deux ou trois jours, très-souvent plus tôt, rarement plus tard, les accès de suffocation ne reparaissent plus. La maladie suit la marche d'un simple rhume et se termine de la même manière, tantôt dans l'espace de trois à quatre jours, tantôt après douze ou quinze jours seulement[1] (Guersent).

La persistance de la fièvre et la longue durée de la maladie sont le plus souvent, d'après cet auteur[2], le résultat de toutes les médications plus ou moins actives qu'on met généralement en usage pour la combattre, parce qu'on la confond généralement avec le croup. Quand on n'emploie que des moyens simples, la maladie se juge facilement d'elle-même, par l'expectoration de quelques crachats muqueux que l'on peut retrouver dans les selles, si l'enfant n'est pas assez âgé pour savoir cracher.

L'aphonie, que nous avons dit avoir été notée par quelques auteurs dans la laryngite striduleuse, se dissipe d'ordinaire promptement. L'enrouement peut cependant persister un temps assez long, plusieurs semaines et même plusieurs mois. Le sujet de la trente-quatrième observation de Jurine conserva, au dire de

---

[1] Guersent, *loc. cit.*, pag. 357.
[2] *Loc. cit.*, pag. 357.

MM. Rilliet et Barthez[1], après une deuxième attaque de laryngite striduleuse, une extinction de voix, de la toux et de l'oppression, qui ne cessèrent qu'au bout de plusieurs mois. Ce même enfant, à une cinquième attaque de la même maladie, devint aphone pour six mois et garda ensuite toujours la voix rauque.

Quand il n'existe aucune complication, la laryngite striduleuse se termine donc presque constamment par le retour prompt de la santé. Bretonneau et Guersent n'ont jamais vu cette maladie causer la mort.

Malheureusement elle n'a pas toujours une issue aussi favorable : la fluxion catarrhale peut s'étendre du larynx dans la trachée, dans les bronches, dans les vésicules pulmonaires, donner naissance à une trachéite, à une bronchite, à une broncho-pneumonie dont la terminaison peut être fatale.

Cette issue est même la règle lorsque les dernières ramifications bronchiques sont envahies. « Le pseudocroup, dit M. Trousseau[2], peut être le début d'une des maladies les plus sérieuses de l'enfance, de la pneumonie catarrhale, du catarrhe capillaire, que mon expérience m'a appris à considérer comme plus redoutable que le vrai croup lui-même ». Nous reviendrons sur ce point au chapitre des complications.

Dans quelques cas, heureusement rares, la mort

---

[1] *Loc. cit.*, pag. 350.
[2] *Loc. cit.*, pag. 523.

peut survenir au moment même de l'accès, par suite
de l'occlusion de la glotte. En voici un exemple que
nous empruntons à la Clinique médicale de M. le professeur Trousseau :

« En 1834, on vint un matin me chercher en toute
hâte, pour aller voir un élève du collége de Juilly,
qui, me disait-on, se mourait. Ce jeune garçon était
âgé de treize ans. Bien portant la veille, il avait été
pris tout à coup, le lendemain matin, à son réveil,
d'un accès d'oppression épouvantable : il se leva cependant, et courut chez le préfet des études. Sa respiration était gênée au plus haut point ; il avait une
toux rauque croupale ; sa voix était enrouée, éteinte,
et les inspirations produisaient un sifflement des plus
bruyants.

Le médecin du collége, mandé aussitôt, fut juste-
ment effrayé de l'état du malade, et me dépêcha sur-le-
champ un des maîtres. Je partis aussitôt ; quatre heures après j'arrivai auprès du pauvre enfant : il venait
d'expirer. Le fait me paraissait trop extraordinaire pour
que nous ne cherchions pas à nous éclairer sur la
nature d'un mal aussi foudroyant. Avec toutes les pré-
cautions que commandaient les circonstances, j'enle-
vai le larynx et la trachée-artère, et, de retour chez
mon confrère, nous procédâmes à l'examen des pièces
anatomiques : nous n'avions affaire qu'à un faux croup.
Nous ne constatâmes, en effet, qu'un gonflement
notable des cordes vocales, une rougeur de la mu-

queuse laryngée, qu'un peu de tuméfaction des replis
aryténo-épiglottiques ; sur l'une des deux cordes vocales il y avait une légère concrétion membraneuse,
n'ayant aucun des caractères de la fausse membrane
diphthéritique, et qui était le résultat d'une phlegmasie
portée au plus haut degré [1]. »

En lisant cette observation, nous avons cru tout
d'abord qu'il s'agissait d'un véritable croup. La présence d'une concrétion membraneuse sur l'une des
cordes vocales semblait nous autoriser à penser ainsi ;
mais quand M. Trousseau, dont personne ne saurait
nier la compétence quand il s'agit d'affections crou-
pales, nous a affirmé que cette concrétion n'avait aucun
des caractères de la fausse membrane diphthéritique,
nous avons complètement changé notre manière de
voir. D'ailleurs M. Guinier, bien connu pour ses études
sur les maladies du larynx et les maladies des enfants,
admet l'existence d'un croup local, nullement diphthéritique. Des faits qu'il a observés lui ont prouvé que
certains états pathologiques aigus fébriles du larynx,
avec fausses membranes, s'accompagnant de tous les
phénomènes locaux décrits comme caractères pathognomoniques du croup, sont loin de dépendre de l'affection diphthéritique. Les fausses membranes qui donnent à ces cas l'aspect de croups diphthéritiques sont,
d'après M. Guinier, des produits plastiques développés

[1] *Loc. cit.*, pag. 523.

sous l'influence d'un violent mouvement fluxionnaire, d'abord simplement catarrhal, mais amenant bientôt des accidents phlegmasiques dans la muqueuse laryngée. Ces faits lui expliquent les succès obtenus par les antiphlogistiques dans certains cas de croup[1].

Revenons à notre sujet. Dans la laryngite striduleuse, la mort peut encore arriver par une sorte d'asphyxie lente, c'est-à-dire par suite des troubles profonds apportés dans la circulation pulmonaire et dans la fonction de l'hématose par la fréquence et l'intensité des accès de suffocation. C'est ce qui a eu lieu dans un cas rapporté par Rogery[2]. La veille de la mort du malade, il n'y avait presque plus d'oppression, la toux était faible et peu fréquente, la gêne de la respiration et le sifflement laryngo-trachéal étaient à peine marqués. Mais l'enfant s'affaiblissait pour ainsi dire à vue d'œil ; le pouls était d'une faiblesse extrême, très-dépressible, et d'une fréquence telle qu'on ne pouvait en compter les pulsations.

D'autres fois, après un, deux, trois accès, il survient une angoisse et une inquiétude inexprimables, des nausées continuelles, des vomissements ; le pouls est

---

[1] Voir, dans le *Montpellier médical*, tom. VI, pag. 169, le compte-rendu de la séance du 19 novembre 1860 de l'Académie des sciences et lettres de Montpellier, et Essai de pathologie et de clinique médicale, par M. Guinier, 1866, pag. 286.

[2] Journal de médecine, chirurgie et pharmacie, 1810, p. 156.

petit, d'une fréquence insolite, presque insensible, et la mort arrive [1].

Heureusement ces cas sont très-exceptionnels, et dans la pratique civile les càs bénins sont de beaucoup les plus fréquents.

Maintenant, pour résumer en quelques mots tous les symptômes de la laryngite striduleuse de moyenne intensité, celle que l'on rencontre le plus fréquemment dans la pratique, nous ne saurions mieux faire que de rapporter l'observation que nous devons à l'obligeance de notre excellent maître, M. le professeur Dumas.

Dans la nuit du 7 mai dernier, M. le professeur Dumas est appelé en grande hâte pour voir un enfant X....., qu'on disait atteint de croup.

Cet enfant, âgé de 11 mois, quoique fort, vigoureux et bien développé pour son âge, a tous les attributs d'un tempérament lymphatique. L'évolution dentaire est en retard. Depuis quelques jours seulement étaient sorties les incisives moyennes inférieures, non sans quelques accidents qui avaient un moment causé de la préoccupation aux parents. — Agitation excessive pendant la nuit, cris pour ainsi dire continuels, légers mouvements convulsifs dans les membres supérieurs, fièvre

---

[1] Rilliet et Barthez, *loc. cit.*, pag. 347. Voir aussi les cas graves d'asthme aigu que Millar dit avoir observés, *loc. cit.* p. 10.

assez intense, diarrhée. — Émollients *intus et extra*; suppression de tout aliment, éloigner les tétées; décoction légère de riz pour boisson, bains tièdes avec l'eau de son, cataplasmes de farine de graine de lin sur le ventre, lavements avec la décoction de cette même graine, frictions toutes les trois heures sur la partie douloureuse des gencives, avec le doigt indicateur chargé de quelques gouttes de sirop diacode.

Sous l'influence de ces petits moyens, les accidents n'avaient pas duré plus de trois ou quatre jours. D'ailleurs, après la sortie des dents, ils n'avaient plus de raison d'être.

Depuis quatre ou cinq jours, cet enfant était complètement remis, il était gai, content, et jouait comme de coutume. Il ne demandait par ses gestes et ses cris qu'à sortir.

La veille de son attaque de faux croup, le petit baby avait un peu toussé en revenant de la promenade. Il s'était couché du reste bien portant, quand il est pris subitement dans la nuit d'un accès de toux déchirée, stridente, avec difficulté très-grande de respirer.

Lorsque M. Dumas arrive, il trouve la respiration du petit malade si bruyante, qu'il peut la distinguer en ouvrant la porte de l'appartement. La face est congestionnée, violette, comme tuméfiée; les yeux, saillants et humides, expriment la frayeur. Le renversement de la tête en arrière laisse voir les veines du cou distendues comme si elles subissaient une compression à leur

entrée dans la poitrine. La toux, rauque, sèche, très-
bruyante, rappelle très-bien l'aboiement d'un jeune
chien; elle est assez rare et revient par quintes. Lorsque, dans l'intervalle de ces quintes, l'enfant crie, la
voix sort assez claire, elle est bien enrouée, mais non
éteinte. La peau est modérément chaude et la fièvre peu
intense. Il n'existe aucune tuméfaction des ganglions
sous-maxillaires, le pharynx est un peu rouge, mais
libre de toute concrétion pseudo-membraneuse. La
poitrine est sonore à la percussion dans toute son éten-
due; l'auscultation ne révèle que des râles sibilants et
ronflants. L'enfant a vomi sous l'influence d'un peu de
sirop d'ipécacuanha émétisé, qu'on lui a donné sitôt
qu'il a été pris de suffocation, et il n'a rendu aucun
débris de fausse membrane. Le même vomitif (sirop
d'ipéca 30 grammes, tartre stibié $0^{gr},01$) est prescrit
conditionnellement, dans le cas où surviendrait un autre
accès de suffocation. Infusion de mauve et de tilleul;
enveloppement des pieds avec du coton, et de tout le
corps avec une autre couverture de laine.

A six heures du matin, le sifflement laryngo-trachéal de l'inspiration est à peine perceptible, la toux
est plus rare, beaucoup moins sonore, moins sèche,
plus humide ; il n'y a pas de mouvement fébrile bien
marqué. L'enfant avait dormi deux heures, et à son
réveil, à trois heures du matin environ, était survenu
un autre accès de suffocation, mais moins intense que
le premier. On lui avait donné trois cuillerées à café

du sirop émétique. Les vomissements avaient été peu abondants, mais avaient suffi pour rompre rapidement le spasme des muscles du larynx. Il y avait eu une selle normale. — Même tisane; potion gommeuse avec 1 gram. d'esprit de Mindérérus et 1 gram. de teinture de benjoin.

A dix heures, l'enfant n'est que fatigué; il ne présente d'autres symptômes que ceux d'un état catarrhal ordinaire. Les amygdales sont un peu rouges. Suppression des aliments; l'enfant ne doit prendre que le sein de sa mère.—Même tisane, même potion, frictions avec la teinture de quinquina sur la colonne vertébrale.

La journée se passe sans aucun accident. L'enfant tousse de temps en temps, sa toux est simplement catarrhale, il joue comme de coutume. Dans la nuit survient une autre petit accès de suffocation, de courte durée.

Le lendemain, le petit baby se porte bien, il n'a pas de fièvre, sa voix n'est pas altérée, sa toux est humide, grasse, tout à fait catarrhale; on ne dirait pas qu'il ait été malade.

Aucun autre accident ne s'est produit. Le troisième ou le quatrième jour, l'état catarrhal est même complètement guéri.

La laryngite striduleuse récidive assez fréquemment; il est des enfants qui en sont atteints à l'occasion du plus petit rhume. Il est rare cependant d'observer ces récidives avant six mois, un ou deux ans. Chez un enfant dont l'observation a été rapportée par le Dr Vidal [1], une première attaque avait eu lieu à l'âge de deux ans, une seconde à l'âge de cinq ans, et puis dans trois mois surviennent trois autres attaques.

C'est à la laryngite striduleuse qu'il faut rapporter la très-grande majorité de ces croups récidivés un nombre plus ou moins considérable de fois. Sans doute un enfant peut guérir du croup et être atteint une seconde fois de cette terrible maladie; mais ces cas sont tout à fait exceptionnels. Que penser de cet enfant dont parle Vieusseux, et qui a eu, d'après cet auteur, neuf fois le croup? Il nous semble pouvoir affirmer qu'il n'a eu que des laryngites pseudo-croupales.

[1] Clinique des hôpitaux, 1828, tom. III, pag. 65.

CHAPITRE III

Diagnostic.

————

Si, le plus souvent, il est facile de reconnaître la laryngite striduleuse et de la distinguer de tout ce qui n'est pas elle, quand on observe attentivement et sans prévention, il est aussi des cas où l'erreur est possible, même pour le praticien le plus attentif : c'est lorsque la diphthérie débute d'emblée par le larynx, ou lorsque la laryngite striduleuse attaque un sujet déjà affecté d'angine couenneuse commune, c'est-à-dire d'herpès guttural. Heureusement ces cas, véritablement difficiles, sont assez rares et ne trompent souvent que ceux qui veulent faire sonner bien haut leurs succès dans le traitement du croup.

Pour ne rien omettre dans ce chapitre important de notre travail, nous allons passer successivement en revue les diverses maladies qui peuvent donner le change, et tâcher de faire ressortir les caractères à l'aide desquels on peut les distinguer de la laryngite striduleuse.

Tant que la laryngite simple aiguë est légère , elle
ne peut être confondue avec la maladie dont nous nous
occupons, puisqu'elle ne donne pas lieu à des accès
d'étouffement subits. Mais quand elle est intense, elle
offre des exacerbations dans la gêne de la respiration,
qui peuvent par leur acuité faire croire tout d'abord à
une laryngite striduleuse, Pour éviter l'erreur, il suffit
de remarquer que la laryngite striduleuse se caractérise par des accès subits de suffocation, et un appareil
symptomatique très-peu grave, pour ainsi dire nul, dans
l'intervalle de ces accès; tandis que la laryngite simple
aiguë intense offre des symptômes continus assez graves, de la douleur, de la gêne dans le larynx , de la
toux, de l'enrouement , de la fièvre , et seulement de
simples exacerbations dans la gêne de la respiration,
plutôt que de véritables accès subits de suffocation.

La maladie qu'il faut surtout savoir bien distinguer
de la laryngite striduleuse, c'est le croup, qui s'en rapproche par quelques-uns de ses symptômes, mais qui
en diffère tant par son mode de terminaison que le
praticien doit tout faire pour s'éclairer sur la situation
et agir en conséquence. Il ne saurait en effet rester ,
en face d'un croup, dans la même attitude qu'en face
d'une laryngite striduleuse. Dans le cas d'incertitude, il
doit même agir dans l'hypothèse d'une laryngite pseudo-
membraneuse et combattre le mal par tous les moyens
que l'art met à sa disposition.

A vrai dire, l'examen de l'arrière-bouche, qu'il ne

faut jamais négliger quand on est appelé auprès d'un
enfant qui est enroué et qui tousse, suffit, dans la
très-grande majorité des cas, pour juger la question.
Le croup, on le sait, débute par une angine diphthéritique, et les piliers du voile du palais ou les amygdales sont recouverts de concrétions pseudo-membraneuses. Rien de semblable n'existe dans la laryngite
striduleuse; à peine le pharynx est-il un peu plus rouge
qu'à l'état normal.

Mais il peut arriver que le croup survienne d'emblée, que sa période angineuse manque, et, qu'après
quelques prodromes de courte durée, il se déclare par
un premier accès de suffocation, semblable à celui de
la laryngite striduleuse. Il faut alors chercher ailleurs
que dans l'exploration du pharynx les éléments du
diagnostic, et c'est surtout la marche des accidents
qu'il faut prendre en considération. S'il est impossible
de porter un diagnostic certain tout à fait au début du
mal, l'incertitude cesse ensuite bientôt.

Dans la laryngite striduleuse, l'invasion a lieu
vers le milieu de la nuit, elle est soudaine, brusque,
et les symptômes effrayants de suffocation atteignent
aussitôt leur plus haut degré d'intensité, puis cessent,
pour se reproduire de nouveau, au bout de quelques
heures, avec une intensité moindre, et laissent, dans
leur intervalle, l'enfant dans un état de santé très-sa-
tisfaisant.

Dans le croup, au contraire, l'invasion est toujours

plus lente, quoi qu'on en ait dit, et, une fois la maladie
déclarée, elle devient tous les jours plus grave. L'inflammation diphthéritique est, en effet, toujours lente
dans ses allures, il lui faut un certain temps pour
faire son évolution, et n'atteint son *summum* d'intensité qu'au bout de deux ou trois jours. Pendant
ce temps, la muqueuse laryngée n'est le siége que
d'une hyperémie médiocre, qui ne cause qu'un peu
d'enrouement, qu'un peu d'oppression et quelques
accès de toux sans caractères particuliers. Ce n'est
que lorsque les fausses membranes existent, que surviennent la difficulté de respirer et le premier accès
de suffocation, dont la violence n'est pas celle d'un accès
de laryngite striduleuse. Ces accès, loin de diminuer
d'intensité à mesure que la maladie se prolonge, deviennent, au contraire, de plus en plus violents, et
dans leur intervalle les petits malades éprouvent toujours une gêne plus ou moins grande de la respiration,
causée par l'obstacle matériel placé dans le larynx,
et qui s'oppose à l'entrée de l'air dans la poitrine. La
laryngite striduleuse, en un mot, débute comme le
croup finit [1].

Ce n'est pas tout encore : la toux offre, dans les
deux maladies que nous comparons, des caractères
différents assez tranchés pour permettre, dans la plupart des cas, d'éviter l'erreur. La toux bruyante, l'in-

[1] Guersent, *loc. cit.*, pag. 356.

5

spiration sifflante, la voix glapissante, que l'on a données comme caractéristiques du croup, ne sont rien moins que cela. L'étroitesse de l'ouverture glottique chez les enfants et l'irritabilité excessive de la muqueuse du larynx, font que ces phénomènes se produisent à l'occasion de la plus légère inflammation de cet organe, quelquefois même à l'occasion d'un simple rhume. Dans le croup, au contraire, quand il y a exsudation pseudo-membraneuse sur les cordes vocales, les vibrations de ces dernières sont empêchées, et la toux, ainsi que la voix, sont éteintes. Sans doute il y a des moments dans le croup où la toux et la voix des malades revêtent les mêmes caractères que dans la laryngite striduleuse, un peu avant l'exsudation pseudo-membraneuse ou après l'expulsion d'une fausse membrane déjà formée ; mais ces moments sont de courte durée, et bientôt la voix et la toux reviennent éteintes comme avant, et la suffocation augmente. Dans la laryngite striduleuse, au contraire, à mesure que la toux et la voix perdent leur caractère croupal, la respiration devient de plus en plus libre.

Comme on le voit, la valeur séméiologique de la voix et de la toux, dans le diagnostic différentiel du vrai croup et du faux croup, est grande, et personne jusqu'ici ne l'a mieux fait ressortir que le professeur Trousseau[1]. Enfin, dans la laryngite striduleuse il n'y a pas, comme

[1] *Loc. cit.*, pag. 526 et 527.

dans le croup, un engorgement des ganglions sous-maxillaires, et les malades ne rendent pas, en vomissant ou en expectorant, des lambeaux de fausse membrane.

Lorsque la laryngite striduleuse se déclare chez un enfant déjà affecté d'angine couenneuse commune, le diagnostic devient difficile, quelque caractérisés que soient les symptômes laryngiens. Ici encore la marche seule des accidents peut faire cesser les doutes. Mais alors, loin de s'abstenir, le praticien doit toujours agir comme s'il s'agissait d'un véritable croup, et mettre en usage toutes les ressources de l'art. Cautériser le pharynx, pour s'opposer à l'extension vers le larynx des fausses membranes peut-être diphthéritiques, est la première chose qu'il doit faire.

L'asthme thymique ou de Kopp, sur lequel les auteurs sont loin d'être d'accord, que les uns considèrent comme symptomatique d'une hypertrophie du thymus, d'autres comme symptomatique de la tuberculisation des ganglions bronchiques, et le plus grand nombre, enfin, comme une convulsion interne, comme une variété de l'éclampsie, offre quelque ressemblance avec la laryngite striduleuse, et nous devons ici l'en différencier.

Généralement connue sous le nom de spasme de la glotte, cette maladie, que M. Bouchut appelle *phréno-glottisme*, se caractérise par des accès de suffocation seulement, sans que la voix et la toux soient altérées en aucune manière. La respiration, presque complètement suspendue, se fait sans aucun bruit, et ce n'est qu'à la fin de l'attaque qu'un bruit sonore annonce l'entrée de l'air dans le larynx. De plus, ces accès se manifestent indistinctement le jour comme la nuit, s'accompagnent généralement de convulsions des membres, et n'ont lieu qu'à des intervalles toujours éloignés. Enfin, l'accès terminé, les enfants respirent sans aucune difficulté, tombent dans la résolution musculaire, et ont perdu le souvenir de ce qui s'est passé, comme après une attaque d'éclampsie.

Quoique, dans l'œdème de la glotte, il survienne à certains intervalles de véritables accès de suffocation, pendant lesquels le malade éprouve une dyspnée extrême, cette maladie ne peut être confondue avec la laryngite striduleuse. D'abord elle n'attaque presque jamais que les adultes et est rarement primitive; ensuite, entre les accès de suffocation, la respiration reste toujours gênée et la voix profondément altérée, toujours rauque et pénible. Il y a de plus une douleur constante au niveau du larynx et une difficulté plus ou moins grande de la déglutition, tous symptômes qu'on ne trouve pas dans la laryngite striduleuse.

Il faudrait un défaut d'attention vraiment inconcevable pour confondre la laryngite striduleuse avec la bronchite capillaire. Dans cette dernière maladie, la dyspnée, il est vrai, est grande, la respiration est courte, rapide, haletante; mais il n'y a pas d'accès de suffocation ; la dyspnée est continue , la respiration n'est pas sifflante , la toux n'est pas sèche , la voix n'est pas altérée. Mais il y a toujours un mouvement fébrile très-marqué, et l'auscultation fait percevoir des râles sonores et sous-crépitants très-abondants.

Il est tout aussi difficile de confondre la laryngite striduleuse avec la coqueluche. Cette dernière a le plus souvent, avant l'apparition des quintes, une période catarrhale qui manque habituellement, ou qui est de très-courte durée dans le faux croup. Une fois déclarée, elle diffère aussi essentiellement de la laryngite striduleuse, par la toux dont le timbre est normal, par ses quintes beaucoup plus fortes, par cette longue inspiration sifflante et caractéristique appelée *reprise*, qui les entrecoupe , par l'expectoration filante et le vomissements qui surviennent à la fin de l'attaque ; enfin par son caractère épidémique et contagieux et sa longue durée.

L'introduction brusque d'un corps étranger dans le larynx, provoquant un accès de suffocation subite, peut plus facilement en imposer tout d'abord et faire croire à l'invasion du faux croup. Les renseignements fournis par le petit malade lui-même ou les assistants peuvent seuls alors éclairer le praticien , qui d'ailleurs , par l'auscultation du larynx, de la trachée et de la poitrine, pourra constater la présence du corps étranger, la place qu'il occupe, les mouvements, les vibrations que lui font subir les inspirations et les expirations.

CHAPITRE IV

Pronostic. — Complications.

———

Dégagée de toute complication, la laryngite striduleuse est une maladie sans gravité aucune, d'une bénignité excessive dans presque tous les cas. La mort par
asphyxie pendant l'accès est un fait très-exceptionnel,
et la mort à la suite de violents accès de suffocation
souvent répétés n'est pas moins rare.

Cette terminaison funeste n'est à redouter que lorsque les accès dyspnéiques se maintiennent au même
degré ou augmentent d'intensité, quand ils se produisent encore après le troisième ou le quatrième jour, en
se rapprochant toujours de plus en plus; lorsqu'ils sont
suivis d'une angoisse, d'une inquiétude inexprimables,
de nausées, de vomissements, de refroidissement des
extrémités; enfin, lorsque le pouls reste mou, faible,
misérable, la toux étouffée, et que les forces des
malades baissent de plus en plus, tandis que la respiration s'effectue plus librement.

Ces cas seuls, tout à fait exceptionnels, ont une haute gravité ; ils sont qualifiés par Guersent [1] de pseudo-croups *ataxiques* ou *adynamiques*, et considérés par lui comme des laryngites striduleuses compliquées. Cette manière de voir n'est pas, à notre avis, bien fondée.

C'est à ces pseudo-croups nerveux que Guersent [2] rapporte les trois cas de croup suivis d'accidents nerveux graves dont Vieusseux nous a laissé l'histoire, l'observation du Dr Rogery dont nous avons déjà parlé, le cas d'asthme aigu observé par Wichmann, et une observation qu'il a recueillie lui-même.

Tels sont aussi deux cas rapportés par Jurine sous le nom de *croup intermittent*, dont il est fait mention par MM. Rilliet et Barthez [3], et quelques cas d'asthme aigu auxquels fait allusion Millar [4] dans la description qu'il donne de la maladie.

Qu'on nous permette, avant que nous disions ce que nous croyons être la vérité dans ces cas insolites, de reproduire l'observation de Guersent.

« Un jeune enfant délicat, qui avait été atteint l'année précédente d'une coqueluche grave, mais qui était complètement guéri de cette maladie et paraissait

---

[1] Guersent, *loc. cit.*, pag. 358.
[2] Guersent, *loc. cit.*, pag. 359.
[3] Rilliet et Barthez, *loc. cit.*, pag. 355.
[4] Millar, *loc. cit.*, pag. 10.

d'ailleurs jouir d'une assez bonne santé, est pris tout
à coup d'un léger mal de gorge et d'une toux sèche,
sonore, avec aphonie. Nous l'examinons avec plusieurs
confrères, et nous reconnaissons que les amygdales
sont gonflées, recouvertes de deux petites plaques
couenneuses ; que les ganglions sous-maxillaires sont
légèrement développés. La fièvre et la dyspnée sont
considérables ; la poitrine, explorée avec soin, à l'aide
de la percussion et de l'auscultation, ne nous offre
aucun signe appréciable d'altération morbide autre
que la fréquence des inspirations. Nous croyons à un
croup, et nous adoptons en conséquence une méthode
active de traitement : saignées, révulsifs, mercu-
riaux, etc. La toux devient plus rare, la dyspnée et la
fièvre augmentent; l'enfant succombe le cinquième
jour, conservant toutes ses facultés intellectuelles, mais
dans un état de somnolence, couvert d'une sueur froide
et avec les signes de la suffocation et d'une sorte d'asphyxie. A la nécropsie, faite avec tout le soin possible,
nous trouvâmes le larynx et les bronches dans l'état
normal, très-peu de mucus bronchique, les deux poumons parfaitement crépitants, quelques granulations
tuberculeuses dans les poumons et des tubercules dans
les ganglions bronchiques ; les autres organes parfaitement sains [1]. »

[1] Guersent, *loc. cit.*, pag. 359.

De cette observation, Guersent rapproche la on-
zième du mémoire de Lobstein que nous avons déjà
cité [1], et explique la mort du malade par une asphyxie
de nature nerveuse.

A vrai dire, tous ces faits, que Guersent range parmi
les laryngites striduleuses compliquées, ne nous parais-
sent pas devoir être ainsi considérés. Quelle est la complication, quand l'examen attentif du malade pendant la
vie et l'examen posthume ne peuvent la trouver? Quand
on parle de complication morbide, on indique im-
plicitement l'existence d'une maladie dont l'évolution
exerce une influence fâcheuse sur la marche de la maladie primitive. Or, dans tous ces cas cités par Guersent comme des laryngites striduleuses compliquées,
on n'a constaté pendant la vie aucune complication
appréciable, et après la mort, les organes n'ont pas
été trouvés notablement altérés. Conséquemment, la
manière de voir de Guersent ne saurait être acceptée en
ce qui concerne ces cas de faux croup terminés par la
mort. Comme le font très-judicieusement remarquer
MM. Rilliet et Barthez [2], en donnant le nom de compliquées aux laryngites spasmodiques dont la terminaison est fatale, on arrive à prouver que la laryngite
spasmodique simple guérit toujours, et qu'elle n'occasionne la mort que lorsqu'elle est compliquée; mais

[1] Lobstein, mémoire cité, pag. 560.
[2] Rilliet et Barthez, *loc. cit.*, pag. 355.

c'est là, disent-ils, une véritable pétition de principe.
On démontre; en effet, la bénignité de la maladie par
l'absence des complications, et sa simplicité par sa
terminaison favorable.

Sans doute, la laryngite striduleuse peut être compliquée; mais, dans les cas que nous venons de men-
tionner, il n'en était assurément pas ainsi, et nous
sommes, sur ce point, tout à fait de l'avis de MM. Rilliet
et Barthez. Mais tous ces cas se rapportent-ils à la
laryngite striduleuse? Nous ne le pensons pas. Et d'a-
bord, le malade de Lobstein, que Guersent croit être
mort d'un *croup nerveux*, qu'il veut qu'on distingue
bien du croup pseudo-membraneux, n'avait rien moins
qu'un véritable croup, qu'un croup diphthéritique, il
avait rendu des fausses membranes. Et, comme à l'ouverture du cadavre on ne trouva pas de concrétion
pseudo-membraneuse dans les voies aériennes, ce
malade avait succombé, d'après Guersent, à de simples
phénomènes d'asphyxie par cause nerveuse.

Pour nous, c'est l'état général, l'affection *totius sub-
stantiæ* qu'on appelle diphthérie, qui a occasionné la
mort de ce malade. Il est mort empoisonné, si nous
pouvons nous exprimer ainsi. Aujourd'hui personne
ne met plus en doute la nature pour ainsi dire septique
de la diphthérie [1].

---

[1] Trousseau; Clin. méd., 2e édit., tom. I, pag. 354 et suiv. et
385 et suiv. — Laboulbène; Recherches cliniq. et anat. sur les
affections pseudo-membraneuses. Paris, 1861, pag. 335.

Il en a été probablement de même de l'enfant dont Guersent a raconté l'histoire. Du reste, chez lui, les *amygdales étaient tuméfiées, recouvertes de deux plaques couenneuses, et les ganglions sous-maxillaires étaient engorgés.*

Les trois cas cités par Vieusseux, et peut-être aussi celui du Dr Rogery, ne différaient-ils pas des précédents? Tous ces malades ont succombé présentant la plupart des symptômes de la toxémie diphthéritique caractérisée par l'abattement, la stupeur du malade, la fréquence, la petitesse, la faible résistance du pouls, la pâleur de la face, et quelquefois aussi, comme le fait remarquer M. le professeur Courty, par des «troubles graves, pareils à ceux que provoque un véritable empoisonnement ou une infection putride, par exemple des accès de fièvre, des frissons, une chaleur ardente, des sueurs d'expression [1].»

Pour nous résumer, nous dirons donc que les laryngites striduleuses que Guersent appelle compliquées, ne sont, très-probablement, que des cas de dipththérie grave ayant occasionné la mort des malades avant la production de fausses membranes concrètes sur les cordes vocales, d'où le caractère strident de la voix et

[1] Courty; Mémoires de l'Académie de Montpellier, tom. III, pag. 394 : Observation de croup guéri par la trachéotomie, suivie de Réflexions sur les conditions de développement du croup et de la diphthérie en général.

de la toux ; ou bien des cas de croup confirmé, dans lesquels les malades, ayant expulsé les fausses membranes, ont succombé par le fait de l'intoxication diphthéritique avant la reproduction des fausses membranes (cas de Lobstein). Cette opinion, que nous émettons sous toute réserve, aurait besoin d'ailleurs du contrôle de faits ultérieurs.

Franchement, il nous semble que la laryngite striduleuse simple, dégagée de toute complication, à laquelle MM. Rilliet et Barthez croient pouvoir rapporter les cas mortels auxquels nous venons de faire allusion, ne peut donner la mort que par asphyxie prompte pendant l'accès de suffocation, ou par asphyxie lente à la suite d'accès violents et souvent répétés ayant amené des troubles profonds dans la circulation pulmonaire, c'est-à-dire ayant permis le mélange d'une certaine quantité de sang veineux avec le sang artériel.

Il est d'autres cas que ceux que nous venons de signaler, auxquels conviendraient mieux le nom de laryngites striduleuses compliquées. Mais encore peut-être ne méritent-ils pas cette qualification d'une manière absolue. On conçoit, en effet, plus facilement qu'une attaque de laryngite striduleuse vienne compliquer une autre maladie, que cette dernière la laryngite striduleuse, dont la durée est ordinairement éphémère.

Cette explication une fois donnée, nous pouvons examiner ce qui arrive lorsque la laryngite striduleuse

survient au commencement ou dans le cours de quel‑
que autre maladie.

Il n'est pas rare que les fièvres éruptives débutent
par les accidents du faux croup.

Pendant la période d'invasion de la rougeole, quand
les muqueuses olfactive, oculaire et bronchique sont
le siége de l'hyperémie catarrhale caractéristique du
début de cette fièvre éruptive, le larynx se prend,
dans bon nombre de cas, de la même manière, et la
laryngite striduleuse, dont le développement se trouve
favorisé par l'état d'excitation nerveuse dans laquelle
se trouve alors le petit malade, se déclare.

Il est moins commun de voir cet accident se pro‑
duire au début de la variole, dont la période d'invasion
est aussi habituellement accompagnée de fluxion ca‑
tarrhale du pharynx et du larynx.

Franchement, on ne peut pas dire dans ces cas
que la laryngite striduleuse soit compliquée de rou‑
geole ou de variole.

Dans quelques circonstances qui ne sont pas trop
exceptionnelles, la laryngite striduleuse est suivie,
comme nous avons déjà eu occasion de le dire, d'une
trachéite, d'une bronchite, d'une broncho-pneumonie.
Cette extension de la fluxion catarrhale du larynx aux
dernières ramifications bronchiques, est un accident
des plus graves, car la bronchite capillaire est une
maladie presque fatalement mortelle, que M. Trous‑
seau considère comme plus redoutable que le vrai

croup lui-même. Mais dans les cas de cette espèce,
comme le font observer fort judicieusement MM. Rilliet et Barthez [1], il y a succession des maladies et non
complication, puisque la première a disparu quand
la seconde commence.

Quoi qu'il en soit, la possibilité d'une pareille terminaison commande certaines réserves au praticien
consulté sur l'issue d'un faux cronp, quelle que soit la
bénignité ordinaire de cette dernière maladie, et doit
l'engager à surveiller toujours attentivement les enfants qui en sont atteints, pour être prêt à agir au
premier moment du danger. Le Dr Guibert, dans sa
thèse sur le croup [2], rapporte en note une observation de M. Nauche, qui appartient à cette complication de la laryngite striduleuse. Guersent [3] dit avoir
vu plusieurs cas semblables qui avaient été pris pour
de vrais croups. M. Trousseau [4] en rapporte aussi
une observation qui tend, de plus, d'après lui, à
établir l'utilité de la trachéotomie dans quelques cas
de pseudo-croup. Cette question de l'opportunité de
cette opération en pareille occurrence n'a pas à nous
occuper ici, mais nous ne devons pas cacher qu'à
notre avis, la section de la trachée n'a pas été étran-
gère à la production de la trachéo-broncho-pneumonie

[1] Rilliet et Barthez, *loc. cit.*, pag. 356.
[2] Guibert, thèse de Paris, 1821, n° 213, pag. 12.
[3] Guersent, *loc. cit.*, pag. 358.
[4] Trousseau, *loc. cit.*, pag. 523.

qui a emporté la petite malade dont parle M. Trousseau.

Devons-nous, avec Guersent[1], appeler laryngites striduleuses compliquées celles qui se développent quand existe déjà une angine couenneuse? Nous ne le pensons pas. Sans doute ces cas sont très-graves et très-embarrassants pour le diagnostic, comme nous l'avons déjà dit ; mais évidemment, encore ici, la laryngite est plutôt la maladie compliquante que la maladie compliquée ; elle ne se développe que secondairement par extension au larynx de la phlegmasie pharyngienne, que cette dernière soit un simple herpès guttural ou une angine diphthéritique.

Si l'exsudation couenneuse pharyngienne apparaît seulement après l'invasion des accidents laryngiens, on peut, avec plus de raison, qualifier la laryngite de compliquée. Mais qu'importe, après tout : la question pratique ne change pas. L'exsudation couenneuse est-elle oui ou non diphthéritique? C'est là qu'est la difficulté, et la surmonter n'est pas toujours, tant s'en faut, chose facile. Heureusement les moyens à mettre en usage sont les mêmes dans les deux cas, et l'erreur est sans conséquence grave.

Une complication beaucoup plus rare du pseudo-croup, qui mérite l'attention des praticiens de nos contrées, et que Millar paraît avoir observée, est l'élément périodique. Ayant remarqué que les maladies qui ré-

---

[1] Guersent, *loc. cit.*, pag. 358.

gnaient en même temps que l'asthme aigu des enfants, étaient des fièvres rémittentes qui ne cédaient qu'à l'administration sage de l'écorce du Pérou [1], il eut l'idée de prescrire cette substance aux enfants atteints d'asthme aigu, aussitôt le premier accès de suffocation apaisé, et il se trouva bien, paraît-il, de cette pratique. « Quand j'avais obtenu une rémission, dit-il [2], l'écorce du Pérou prise régulièrement produisait le plus grand bien : elle prévenait le retour des accès, elle empêchait que l'asthme ne dégénérât en affection habituelle. » Dans ces cas encore, n'était-ce pas une fièvre intermittente larvée à forme laryngitique, une affection à quinquina sous le voile de la laryngite striduleuse, plutôt qu'une laryngite striduleuse compliquée ? D'un autre côté, quand on songe aux bons effets du quinquina dans la plupart des névroses, comme régulateur, si je puis m'exprimer ainsi, des fonctions nerveuses, on est à se demander si le traitement de Millar n'a pas réussi à ce dernier titre.

Enfin, signalons comme complication possible, bien qu'elle n'ait pas été notée, que nous sachions, l'emphysème vésiculaire ou interlobulaire des poumons, que M. le Dr Peter considère comme un phénomène constant chez les sujets morts du vrai croup. Les violents efforts de toux, la gêne de la respiration, les accès de suffocation, peuvent mieux encore, ce nous semble, dans le faux croup que dans le vrai croup, donner lieu à ce fâcheux accident.

---

[1] Millar, *op. cit.*, pag. 3.
[2] Millar, *op. cit.*, pag. 27.

CHAPITRE V

Causes.

Les causes de la laryngite striduleuse sont prédisposantes ou individuelles, et occasionnelles ou extérieures au sujet.

Les premières peuvent être physiologiques ou pathologiques, c'est-à-dire dépendre de l'état de santé bonne
ou mauvaise de l'enfant.

Parmi les causes prédisposantes ou individuelles
physiologiques, nous mentionnerons d'abord la struc-
ture particulière du larynx des enfants.

L'intervalle qui sépare les cordes vocales inférieures
l'une de l'autre, la glotte, en un mot, est non-seulement
la portion la plus étroite de la cavité laryngienne, mais
encore la seule qui puisse, sous l'influence de la contraction des muscles du larynx, se rétrécir, pour im-
primer à la voix, résultat de la vibration de ses bords
eux-mêmes, les variations d'*intensité* et de *hauteur* dont
elle est susceptible.

Chez l'*adulte*, cette ouverture glottique présente

6

deux parties bien distinctes : l'une antérieure, allongée, bordée par les deux cordes vocales inférieures : c'est *la glotte inter-ligamenteuse ou vocale* de M. Longet, la seule qui serve à la voix ; l'autre postérieure, plus large, comprise entre les deux apophyses antéro-internes de la base des cartilages aryténoïdes : c'est *la glotte inter-aryténoïdienne ou respiratoire* de M. Longet, qui mesure en longueur à peine le tiers de la fente glottique, mais qui, par son *ouverture constante* due à la présence des apophyses antéro-internes des cartilages aryténoïdes, est plus spécialement en rapport avec la respiration.

Chez l'*enfant*, au contraire, à cause de l'absence presque complète de ces dernières apophyses, le cartilage aryténoïde étant encore incomplètement développé, la glotte respiratoire est infiniment petite, relativement à la glotte antérieure, et les cordes vocales inférieures se rapprochent avec facilité, quand elles sont tendues par la contraction des muscles laryngiens; aussi la voix des enfants est-elle naturellement aiguë.

Si maintenant nous considérons que le gonflement dont la muqueuse du larynx est le siége, par le fait d'une hyperémie même légère, devient le point de départ d'une excitation réflexe qui amène la contraction des muscles laryngiens, nous comprendrons sans peine comment se produisent l'occlusion presque complète de l'ouverture glottique, la gêne de la respiration et les accès de suffocation qui surviennent alors. Or, telle est la physiologie pathologique de la laryngite striduleuse.

Ces données anatomiques et physiologiques nous montrent combien est grande l'influence de l'âge sur le développement du faux croup , et nous expliquent pourquoi cette maladie appartient presque exclusivement à l'enfance. Pour nous, les cas de laryngite striduleuse observés chez les adultes sont des faits controuvés.

Au surplus, la fréquence du pseudo-croup, relativement aux âges, n'est pas également appréciée par les divers auteurs. Guersent[1] affirme que cette maladie attaque plus particulièrement les enfants depuis l'âge d'un an jusqu'à six ou sept. D'après MM. Rilliet et Barthez[2], ce serait de trois à huit ans que la laryngite striduleuse serait plus fréquente. En examinant plusieurs observations publiées par Vieusseux, Lobstein, Marsh, Couch,... Valleix[3] est arrivé à des chiffres qui confirment l'assertion de Guersent. Dans un cas tout à fait exceptionnel, l'enfant n'avait que trois jours. D'après M. Bouchut[4] , le faux croup affecte surtout les enfants à la mamelle. C'est l'opinion que nous avons entendu émettre à M. le professeur Dumas.

Tous les auteurs sont d'accord pour considérer les garçons comme plus sujets que les filles aux atteintes

[1] Guersent, *loc. cit.*, pag. 363.
[2] Rilliet et Barthez, *loc. cit.*, pag. 357.
[3] Valleix, *loc. cit.*, pag. 384.
[4] Bouchut, *loc. cit.*, pag. 279.

du faux croup. Mais quand il s'agit d'établir la proportion des malades affectés dans les deux sexes, ils cessent de s'entendre. Ainsi, d'après Guersent[1], la proportion serait la même que pour la laryngite pseudomembraneuse, c'est-à-dire de 293 garçons pour 218 filles, sur un total de 511 malades; et d'après Valleix[2], de 12 garçons pour 8 filles, sur un total de 20 malades. Comme on le voit, cette dernière proportion est plus forte. — Mais quelle peut être la valeur d'une pareille statistique, pour démontrer rigoureusement l'influence du sexe masculin sur la production de la laryngite spasmodique, puisqu'on sait que le nombre des enfants mâles est en général plus considérable que celui des petites filles ?

Nous ne savons rien de positif sur l'influence des tempéraments et des constitutions. Tout ce que nous pouvons dire, c'est que le degré de suceptibilité nerveuse des enfants ne saurait être étranger au développement de la laryngite spasmodique.

Il est incontestable, pour MM. Rilliet et Barthez[3], que l'hérédité joue un certain rôle dans la production de la laryngite striduleuse. Nous avons vu en ville, disent-ils, plusieurs jeunes malades dont les frères, les sœurs ou les parents avaient été dans leur enfance

---

[1] Guersent, loc. cit., pag. 364.
[2] Valleix, loc. cit., pag. 386.
[3] Rilliet et Barthez, loc. cit., pag. 357.

atteints de cette affection. C'est par l'organisation primitive du larynx, propre aux membres d'une même
famille, qu'on peut expliquer des faits de laryngite striduleuse héréditaire. De même que les enfants ont les
traits de leur père ou de leur mère, de même ils
peuvent tenir d'eux une conformation particulière du
larynx, de l'ouverture glottique, qui les dispose aux
mêmes maladies de cet organe.

On ne peut douter que les affections ou les maladies
préexistantes n'aient une influence nettement accentuée
sur la fréquence de la laryngite striduleuse.

Au premier rang de ces causes individuelles pathologiques, nous placerons les fièvres éruptives. Nous
avons déjà signalé la fréquence de la laryngite spasmodique pendant la période d'invasion de ces pyrexies,
et principalement de la rougeole.

L'embarras gastrique est, d'après le Dr Cain [1], une
cause assez commune de laryngite spasmodique. Cet effet
de l'ordre des actions réflexes aurait besoin, ce nous
semble, du contrôle de plusieurs faits bien observés.

L'influence d'un travail pénible de dentition ne saurait être contestée.

Enfin, parmi les causes individuelles pathologiques,
signalons l'herpétisme, auquel M. le professeur Combal,
au dire du Dr Tourangin [2], accorde une grande impor-

---

[1] Gazette médicale, 1848, pag. 912.
[2] Tourangin, thèse de Montpellier, 1866, pag. 136.

tance dans l'étiologie du faux croup. C'est par l'existence même de cet état diathésique qu'il explique les récidives fréquentes de cette maladie chez certains sujets. L'un des condisciples du Dr Tourangin aurait été soigné plus de dix fois par l'éminent clinicien de Montpellier, pour cette même maladie pseudo-croupale.

Aux causes extérieures ou occasionnelles se rattachent les influences atmosphériques , l'influence des saisons, des climats, des localités, des habitations, enfin des épidémies.

Les variations de l'atmosphère , les temps humides et pluvieux, le passage subit du chaud au froid, l'exposition aux vents du nord, sont tout autant de causes occasionnelles de la laryngite striduleuse. L'enfant dont Bretonneau[1] nous a laissé l'histoire, en fut atteint après avoir couru dans une chambre froide en sortant d'un bain. Le petit malade de M. Dumas en a été pris après une promenade par un jour froid et humide du commencement du mois de mai.

Cette influence fâcheuse des changements subits de température et du froid, que l'on a pu constater bien des fois, explique l'apparition plus fréquente des cas de laryngite striduleuse pendant l'hiver, et aussi au commencement du printemps et pendant l'automne.

Ce que nous disons de l'influence des saisons s'ap-

---

[1] Bretonneau, *loc. cit.*, pag. 273.

plique aussi évidemment à celle des climats, qui sont pour ainsi dire des saisons permanentes.

Toutes les localités d'un même pays ne sont pas également favorables au développement du pseudo-croup. L'exposition d'un lieu au froid, à l'humidité, aux courants d'air atmosphériques, le rend malfaisant pour les enfants, leur occasionne des catarrhes et favorise le développement du faux croup.

Il en est de même des habitations qui, lorsqu'elles sont basses, humides, froides, donnent naissance à des affections catarrhales et aussi à la laryngite pseudo-croupale. Ces dernières conditions favorisent plus particulièrement, cependant, le développement du vrai croup; et là est probablement la raison de la plus grande fréquence de cette dernière-maladie dans les classes pauvres de la société, et du faux croup dans les classes riches. Guersent[1], en effet, a constaté que la laryngite pseudo-membraneuse est plus commune dans la classe du peuple, tandis que la laryngite striduleuse se rencontre principalement chez les enfants de la classe aisée ou riche. Blache[2] fait aussi remarquer que le pseudo-croup est rare à l'hôpital des Enfants, tandis que le croup vrai y est très-commun.

L'habitude qu'on a aujourd'hui de laisser nus le cou, les bras et les jambes des enfants, n'est pas, à

[1] Guersent, *loc. cit.*, pag. 362.
[2] Blache, mémoire cité, pag. 512.

coup sûr, sans influence sur la production de la laryngite striduleuse.

Quoique habituellement sporadique, le faux croup peut, suivant MM. Rilliet et Barthez[1], régner épidémiquement. Ils affirment que Jurine a décrit une véritable épidémie de laryngite striduleuse qu'il a observée à Genève en 1808. Ils ont lu, disent-ils, dans le manuscrit de cet éminent praticien, les vingt-huit observations qu'il rapporte, et ils ont pu se convaincre qu'elles appartenaient toutes, sauf deux, à cette maladie.

Il n'est pas fait mention, que nous sachions, d'autre épidémie de laryngite pseudo-croupale. Il est bien constaté cependant qu'en temps d'épidémie de croup vrai, les cas de faux croup ne sont pas rares.

[1] Rilliet et Barthez, *loc. cit.*, pag. 357.

CHAPITRE VI

Traitement.

———

Bien que la laryngite striduleuse abandonnée à elle-même se termine presque toujours favorablement, la médecine expectante, dans le sens rigoureux du mot, n'est pas de mise. Ne fût-ce que par mesure de précaution et aussi pour mettre à l'abri sa responsabilité, le médecin, dirons-nous avec MM. Rilliet et Barthez[1], doit instituer un traitement. Mais, à moins d'indications particulières, la médication doit être simple, et surtout non débilitante.

Les indications qui se présentent dans toute laryngite striduleuse sont :

1° De combattre l'état catarrhal ;

2° De détourner la fluxion qui se fait sur la muqueuse du larynx ;

[1] Rilliet et Barthez, *loc. cit.*, pag. 358.

3° De combattre l'inflammation de cette muqueuse, quand elle existe ;

4° De rompre le spasme qui produit les principaux accidents de la maladie ;

5° Enfin, de soutenir les forces du petit malade, au lieu de le débiliter, si on ne veut pas voir la maladie se prolonger.

Examinons successivement les divers moyens thérapeutiques propres à remplir chacune de ces indication ; mais avant occupons-nous du traitement de l'accès.

Il faut d'abord se hâter de mettre l'enfant sur son séant, débarrasser son cou de tous les liens qui peuvent le gêner, et lui fournir un point d'appui qui facilite l'action des muscles respirateurs. Il faut, en outre, le recouvrir avec soin lorsque, dans les mouvements brusques qu'il fait pour respirer, il dérange ses couvertures. En même temps, pour modérer les symptômes de congestion céphalique, il faut mettre en usage les révulsifs cutanés, les cataplasmes chauds vinaigrés ou sinapisés, les ventouses sèches que l'on applique sur les extrémités inférieures. Les frictions excitantes, faites à la partie interne des bras avec un liquide excitant et antispasmodique à la fois, avec l'éther sulfurique, la teinture de valériane, l'alcool camphré, etc., peuvent être aussi très-utiles. Ce n'est que lorsque l'accès de suffocation est très-intense, qu'il

dure depuis longtemps, que la face est violette, le pouls
dur, accéléré, et l'asphyxie menaçante, que l'on peut
recourir aux émissions sanguines, dont il ne faut toujours user qu'avec la plus grande réserve. Il faut même
s'en abstenir si l'enfant est valétudinaire, si sa consti-
tution n'est pas forte et vigoureuse. Si l'on a lieu de
croire que le pseudo-croup qu'on a sous les yeux est
l'avant-coureur d'une affection générale, d'une rougeole,
d'une variole,... il faut aussi être très-prudent dans
l'emploi des émissions sanguines, il faut penser aux
troubles que peut apporter la perte de sang dans l'évolution de l'exanthème, et penser aussi aux forces dont
aura certainement besoin le malade pour résister aux
attaques de l'affection qui va se manifester. Ce n'est
donc qu'en dernière ressource qu'il faut se décider à
employer les émissions sanguines. D'ailleurs, MM.
Rilliet et Barthez [1] avancent n'avoir jamais rencontré
de cas où les émissions sanguines leur aient paru in-
dispensables. Ils conseillent d'autant plus d'éviter les
évacuations sanguines, qu'une fois entré dans cette
voie de traitement, il est difficile, disent-ils, de ne pas
instituer la même médication pour chaque nouvel
accès.

Sans doute, d'abondantes pertes de sang n'ont pas
empêché les enfants de guérir du pseudo-croup, et nous
voyons les médecins du commencement de ce siècle,

[1] Rilliet et Barthez, *loc. cit.*, pag, 360.

Jurine, Vieusseux, Albert, Bricheteau, entre autres, user sans inconvénients, le plus souvent du moins, des saignées, des sangsues. Mais que peut-on conclure de pareils résultats ? Que souvent les maladies guérissent en dépit des traitements les moins bien indiqués, et sous l'influence seule de l'activité propre de l'organisme; que la nature médicatrice est souvent plus forte que la maladie et que le médecin, voilà tout. De pareilles illusions thérapeutiques se sont produites, du reste, à l'occasion de bien d'autres maladies.

Si donc on se décide, en face d'une indication bien précise, à recourir aux émissions sanguines, il faut le faire avec la plus grande prudence. La saignée générale doit être proscrite en principe ; ce n'est que sur des sujets ayant dépassé l'âge de cinq ou six ans, que l'on peut se permettre de la pratiquer. Mieux vaut de beaucoup une application de sangsues; encore faut-il que ces annélides ne soient appliqués qu'en petit nombre et loin de la région affectée : ils doivent plutôt agir à titre de moyen révulsif que de moyen déplétif. Le lieu d'élection de leur application doit donc être les extrémités inférieures, la partie interne et supérieure des cuisses ou la région des malléoles. Deux, trois ou quatre sangsues au plus, suffisent le plus souvent ; leur nombre doit, du reste, varier avec l'âge des sujets. Si l'enfant est très-jeune et qu'il faille chez lui tirer du sang, le meilleur moyen serait, comme nous l'avons vu faire à M. le professeur Combal dans un cas de bronchite intense chez un enfant à la mamelle, d'appliquer une seule sangsue sur le dos de l'une des deux mains.

En agissant ainsi, on ne s'expose pas à voir la fluxion dont le larynx est le siége, augmenter sous l'influence de l'appel sanguin que détermineraient les sangsues appliquées sur le cou. D'ailleurs, pour maintenir les sangsues dans cette région, pour favoriser l'écoulement du sang, pour l'arrêter ensuite, il faudrait appliquer des bandages, des cataplasmes, qui ne feraient qu'accroître la gêne de la respiration.

Dans les cas d'asphyxie imminente, quand les émissions sanguines sont restées inefficaces, MM. Rilliet et Barthez conseillent de mettre pendant une demi-heure l'enfant dans un bain. D'après eux, Jurine aurait obtenu de bons résultats de ce moyen, par lequel il se proposait de diminuer l'irritation, de calmer le spasme et de faire inspirer de la vapeur d'eau au malade. Pour atteindre ce dernier but, on n'a qu'à couvrir la baignoire de manière à diriger la vapeur vers la bouche de l'enfant.

Lorsque les enfants manifestent une trop grande répugnance à se plonger dans l'eau, il ne faut pas insister, pour ne pas augmenter la suffocation, et on remplace le bain par des fumigations simplement aqueuses ou émollientes, mêlées d'éther sulfurique.

Les bains, que conseillait aussi Rush, étaient préparés avec des herbes aromatiques.

Ces moyens sont aujourd'hui tombés en désuétud ,
et à juste raison selon nous : le refroidissement que
peut éprouver le jeune malade en sortant du bain, peut
très-bien aggraver son état et devenir l'occasion d'accidents redoutables.

Il est, du reste, un moyen très-simple de faire cesser
les accidents dyspnéiques du faux croup, dont le professeur Trousseau vante l'efficacité [1], que nous n'avons
jamais vu employer, mais auquel il nous semble qu'on
pourrait recourir avec l'espoir d'un succès. Ce moyen,
proposé par Lehmann, adopté par Graves et Niemeyer,
consiste à passer sous le menton et au-devant du cou de
l'enfant une éponge grosse comme le poing, trempée
dans de l'eau très-chaude, mais non bouillante, et préa-
lablement exprimée du liquide qu'elle contient en ex-
cès. Cette opération doit être répétée dix ou quinze minutes de suite. Sous l'influence de la fluxion qu'elle
amène vers la peau du cou, l'oppression cesse ordinairement d'une façon remarquable , la toux perd de sa
raucité , et à elle seule , cette opération suffit ordinairement pour faire cesser les accidents, sans le secours
ni des vomitifs ni d'aucun autre moyen.

C'est le seul moyen que M. Trousseau propose de
mettre en usage, et ce que nous avons dit est emprunté
à la leçon clinique de cet éminent professeur sur la laryngite striduleuse.

---

[1] Trousseau, *loc. cit.*, pag. 528.

Après avoir indiqué pour tout traitement du pseudo-croup ce moyen dérivatif, M. Trousseau ajoute : «Mais si, bien qu'il n'y ait pas de fausses membranes dans le larynx, la tuméfaction du tissu muqueux est telle que la vie semble immédiatement menacée, la trachéotomie devient une nécessité et un devoir. Dans un cas de ce genre, mon excellent ami M. Adolphe Richard a, par la trachéotomie, rendu à sa mère un pauvre enfant qui mourait suffoqué par l'angine striduleuse» (pag. 529).

MM. Rilliet et Barthez [1] donnent le même conseil.

Valleix [2], après s'être posé la question de l'utilité de cette opération dans le faux croup, après avoir dit qu'on ne pouvait établir de règle fixe à cet égard, finit par l'accepter pour les cas où la vie est évidemment menacée.

Nous ne condamnons pas d'une manière absolue la trachéotomie dans la laryngite striduleuse ; mais c'est un moyen extrême auquel nous n'aurons recours qu'au dernier moment. Les phlegmasies de l'arbre respiratoire qui en sont si souvent la conséquence, et qui surviennent, du reste, si fréquemment aussi par le fait seul de l'existence du faux croup, doivent être redoutées. Dans l'observation de M. Trousseau que nous avons déjà mentionnée à notre chapitre des complications, la broncho-pneumonie qui a emporté la malade qu'avait trachéotomisée M. Dumontpallier, n'avait très-

[1] Rilliet et Barthez, *loc. cit.*, pag. 365.
[2] Valleix, *loc. cit.*, pag. 404.

probablement d'autre cause que la présence de la
canule dans la trachée.

Quand l'accès de suffocation est près de finir, quand
les mouvements de déglutition deviennent faciles, un
vomitif convient à tous égards. Il diminue la gêne de la
respiration, et agit en même temps comme antispasmodique en activant les fonctions de la peau, en produisant une véritable crise sudorale, et surtout en amenant une perturbation salutaire du système nerveux.

Le sirop d'ipécacuanha à la dose de 30 grammes,
additionné de 30, 40, 50, 60 centigrammes de poudre
d'ipécacuanha, suivant l'âge des sujets, est le vomitif
le plus généralement employé. On peut aussi faire
usage du tartre stibié à la dose de 2, 3, 5 centigram.,
que l'on fait prendre seul dans un peu d'eau tiède ou
d'une infusion quelconque. Ordinairement c'est au
mélange du sirop d'ipécacuanha et du tartre stibié que
l'on a recours.

Donné au plus fort de l'accès, le vomitif peut ne
pas être sans inconvénients, si l'enfant est pris d'une
quinte de toux au moment même où il vomit; aussi
faut-il attendre le déclin de l'accès pour faire prendre
le vomitif. Non-seulement on le prescrit le premier
jour, mais encore les jours suivants, si besoin est, si
l'embarras de la respiration persiste.

Le traitement du faux croup par les vomitifs est le
plus répandu. Adopté depuis longtemps déjà par le
plus grand nombre des praticiens, qui y ont eu recours

sans s'occuper de distinguer le faux croup du vrai croup, il est passé aujourd'hui dans la pratique de tous les médecins. C'est le traitement que MM. Rilliet et Barthez emploient presque exclusivement dans leur pratique, et ils s'en trouvent bien. M. Bouchut lui reconnaît de grands avantages, et M. Dumas en est grand partisan.

Tels sont les moyens à mettre en usage au moment même ou au déclin de l'accès. Il faut maintenant nous occuper de ceux qui répondent aux indications que présente la laryngite pseudo-croupale en évolution.

L'état catarrhal, qui domine la scène pathologique, déjà attaqué par le vomitif dont nous avons indiqué l'action sur la peau, doit être combattu par les boissons tièdes adoucissantes, émollientes et sudorifiques. A ce titre conviennent les infusions de mauve, guimauve, bourrache, violettes, sureau, tilleul, etc., prises en grande quantité. Le lait chaud, que recommande Niemeyer, les juleps, les loochs simples ou additionnés de 10 à 20 centigrammes de kermès minéral, comme le conseillent MM. Rilliet et Barthez, sont aussi de mise. L'infusion d'ipécacuanha (60 ou 80 centigr. de racine concassée pour 100 gram. d'eau) peut encore servir à remplir cette première indication.

Il va sans dire que l'enfant doit être maintenu au lit, tranquille, chaudement couvert, à l'abri des courants d'air, dans une atmosphère pure et modérément chaude. Il ne doit prendre que des aliments de facile digestion et en petite quantité; du lait, des œufs à la

7

coque, du chocolat, du potage, etc. S'il n'est pas encore sevré, le sein de sa nourrice doit lui suffire, encore faut-il éloigner les tétées.

Il convient aussi de lui tenir le ventre libre, si les selles sont rares, par l'administration d'un simple lavement d'eau tiède simple ou additionnée d'un peu d'huile d'olives, de mélasse ou de cassonnade, etc. Au besoin même, s'il y a des signes d'embarras des voies digestives, il faut prescrire un léger purgatif, une, deux cuillerées à café d'huile de ricin ou un peu de sirop de chicorée composé. Le calomel et le jalap, auxquels Bretonneau a eu recours pour son malade, ne doivent être prescrits que si l'indication d'une purgation énergique se présente. Les purgatifs doux conviennent toujours beaucoup mieux.

Pour détourner le mouvement fluxionnaire qui se fait vers le larynx, les attractifs cutanés, les révulsifs, tels que les cataplasmes sinapisés ou vinaigrés, dont nous avons déjà parlé, sont d'une utilité incontestable. Il en est de même de l'enveloppement des pieds du petit malade dans du coton, et de tout son corps dans une couverture de laine, comme il a été fait pour le malade de M. Dumas. L'usage des évacuants intestinaux, dont nous venons de parler, est aussi utile pour satisfaire à l'indication dont il s'agit maintenant. Au même titre, on peut employer le vésicatoire, que l'on fait appliquer aux bras ou aux jambes. Appliqué au niveau du larynx, il a l'inconvénient que nous avons reconnu aux sangsues apposées dans la même région. Mieux vaudrait encore le placer sur le devant de la poitrine ou entre les deux épaules. Vanté, il y a quelques années, par un grand nombre d'auteurs, ce moyen est aujourd'hui généralement fort peu employé; il est réservé pour les cas où il faut réveiller la sensibilité cutanée. C'est lui surtout qui fait naître la fièvre chez des enfants qui ne l'auraient pas sans lui.

Ce n'est que très-exceptionnellement que la muqueuse laryngée s'enflamme, au point de nécessiter l'usage des antiphlogistiques directs, des émissions sanguines. Nous avons déjà dit la réserve qu'il fallait mettre dans leur emploi.

Faire cesser le spasme est, dans l'espèce, une indication majeure. Déjà nous avons indiqué l'action du vomitif dans ce sens; mais il faut, de plus, recourir à quelque agent de la médication antispasmodique, auquel on donne le julep ou une potion gommeuse pour véhicule, et que l'on administre par petites cuillerées d'heure en heure après la cessation de l'accès. L'esprit de Mindérérus à la dose de 1 ou 2 grammes, le musc en nature ou sa teinture, à la dose de 5 ou 10 centigr. pour le premier, et de 1 ou 2 grammes pour la seconde, l'extrait de valériane ($0^{gr},25$ ou $0^{gr},50$), l'éther sulfurique (8 ou 10 gouttes), le valérianate d'ammoniaque, le succinate d'ammoniaque, la teinture d'ambre..., peuvent être prescrits seuls ou associés.

Le musc est, de tous ces médicaments, celui qui

jouit du plus de faveur. Vanté par Wichmann, qui le regardait comme un spécifique de l'asthme aigu, il est d'un usage très-répandu en Allemagne. Millar a recommandé l'asa-fœtida, qu'il prescrivit d'abord par la voie gastrique, mais qu'il n'employa ensuite qu'en lavements, à la dose de 2 à 4 gram., à cause de la répugnance que son odeur inspirait aux enfants. Cet autre antispasmodique est encore aujourd'hui avantageusement administré. Il va sans dire que c'est aussi la voie rectale qui sert à son administration. La teinture de benjoin, dont s'est servi M. le professeur Dumas, est on ne peut mieux appropriée à la circonstance : non-seulement elle est douée de propriétés antispasmodiques, mais encore elle exerce une action particulière sur la muqueuse de l'appareil respiratoire, analogue à celle du Tolu et des autres balsamiques.

Aux antispasmodiques on peut encore associer avec avantage quelque préparation calmante, pour modérer la toux et la dyspnée. Lorsque les antispasmodiques seuls restent sans effet, l'indication en est évidente. L'analogie et la théorie portent à croire que la belladone surtout, dont l'influence sur la coqueluche et le spasme de la glotte est bien connue, doit rendre de véritables services. Conséquemment, l'addition d'une ou deux gouttes de teinture de belladone à la potion antispasmodique dont on a fait choix, ne peut qu'être utile. L'eau distillée de laurier-cerise peut aussi être employée au même titre.

La potion suivante est une de celles auxquelles nous aurons le plus souvent recours dans notre pratique.

Pr. Eau de tilleul............ 100 grammes.
   Esprit de Mindérérus.. 1 —
   Sirop d'œillet........... 30 —
   Teinture de benjoin... 1 —
   Teinture de belladone.. 1 goutte.
Mêlez.

Enfin, une dernière indication se présente dans le traitement de la laryngite striduleuse : c'est celle de soutenir les forces du petit malade, si l'on ne veut pas voir la maladie se prolonger.

L'alimentation, tout en étant facilement digestible, doit donc être aussi substantielle. Il est même souvent utile de faire usage de frictions toniques et excitantes à la fois, comme chez le petit malade de M. le professeur Dumas. La teinture de quinquina est alors parfaitement de mise.

Si l'on a quelques présomptions sur l'existence de l'élément intermittent, il ne faut plus hésiter à recourir à ce dernier moyen ; il y aurait même avantage alors à aiguiser la teinture de quinquina avec 50 ou 60 centigr. de sulfate de quinine.

Quant à la prophylaxie du pseudo-croup, elle ne nous occupera pas ; elle est celle de toutes les affections catarrhales.

CHAPITRE VII

Anatomie pathologique. — Nature.

———

Le titre de ce dernier chapitre semble indiquer que c'est sur les données de l'anatomie pathologique seule que nous allons établir la nature de la laryngite striduleuse; il n'en est rien. Élevé dans une école où les Maîtres savent apprécier chaque chose à sa juste valeur, nous suivrons leur exemple et ne demanderons à l'anatomie pathologique qu'un des éléments de la solution du problème, que ce qu'elle peut nous apprendre. La médecine ne réside pas tout entière dans l'anatomie morbide. « Quand on approfondit l'étude de la pathologie, dirons-nous avec M. H. Roger, celle de l'enfance particulièrement, on ne tarde pas, tout en restant organicien, à devenir humoriste, puis aussi vitaliste; car, si les symptômes sont la manifestation fonctionnelle de la maladie, les lésions en sont purement l'expression matérielle ; elles ne sont pas la cause de la maladie, encore moins sont-elles la maladie elle-même [1]. »

[1] H. Roger, *op. cit.*, pag. 6.

Cela dit, complétons l'étude du faux croup par celle des lésions anatomiques qu'il laisse sur la muqueuse laryngée, quand la mort arrive ; et puis, une fois tous les éléments nécessaires pour connaître la naturede la maladie étant rassemblés, tâchons de résoudre cette dernière question.

Les lésions trouvées après la mort des sujets affectés de faux croup sont très-légères. Guersent, qui n'a jamais vu succomber un seul enfant de cette maladie, à moins de complications insolites, avoue que ces lésions lui sont inconnues ; Bretonneau dit de même.

Le fait est que la muqueuse du larynx ne présente pas toujours après la mort le degré de rougeur et d'hyperémie auquel on pouvait s'attendre d'après l'intensité des phénomènes observés pendant la vie. Cela dépend, comme l'observe Rheiner, cité par Niemeyer, de la richesse de cette muqueuse en fibres élastiques qui, distendues pendant la vie par l'afflux sanguin, se contractent après la mort et chassent le sang des capillaires. A peine trouve-t-on une. faible rougeur de cette muqueuse, dont l'épithélium vibratile a disparu. Elle n'est recouverte que d'une légère sécrétion muqueuse formée de cellules nombreuses, transparentes, la plupart à un seul noyau, qui ne sont que de jeunes cellules épithéliales détachées des couches profondes de la muqueuse, et qu'on appelle généralement des *corpuscules muqueux*. Ce n'est qu'exceptionnellement que le tissu conjonctif sous-muqueux se trouve infiltré de sérosité.

Comme on le voit, ces lésions sont peu en rapport avec l'intensité des symptômes.

Peut-on, conséquemment, croire, avec Guersent, M. Cruveilhier et plusieurs autres auteurs dont nous avons fait connaître les opinions dans notre historique, que la laryngite spasmodique consiste seulement dans une inflammation éphémère de la muqueuse du larynx? Assurément non. Peut-on aussi croire, avec Bretonneau, dont Dugès a adopté l'explication pour les accès de toux de la coqueluche, et avec Niemeyer, que la laryngite striduleuse n'est qu'une phlegmasie catarrhale, avec tuméfaction variable, suivant les moments, des replis muqueux du larynx, tuméfaction qui, suivant son intensité, produit une espèce d'enchifrènement plus ou moins accentué de la glotte, comme cela se passe dans le coryza? Nous ne le pensons pas non plus. Nous croyons, avec MM. Rilliet et Barthez, Dumas et la plupart des pathologistes, qu'un élément spasmodique intervient pour donner à la laryngite striduleuse sa physionomie toute particulière, et que les accès de suffocation qui caractérisent cette maladie sont le résultat de la contraction spasmodique des muscles du larynx, quoi qu'en ait dit Bretonneau.

La brusque apparition de ces accès, leur retour sous l'influence des plus petites causes, des émotions morales, leur ressemblance frappante avec ceux du spasme

simple de la glotte, le sifflement laryngien qu'on rencontre aussi dans la coqueluche et dans le spasme
simple de la glotte, maladies essentiellement nerveuses,
l'absence de ce symptôme dans les autres laryngites,
sont tout autant de preuves de l'influence du système
nerveux sur la production de ces accidents. Cette influence est si marquée que bon nombre d'auteurs
d'outre-Rhin ont rangé dans le cadre nosologique la
laryngite striduleuse à côté de la coqueluche, dans la
classe des névroses.

Quant à la nature en même temps catarrhale de la
laryngite striduleuse, elle est prouvée par les causes de
cette maladie, ses prodromes, sa terminaison, ses lésions.

Nous avions donc raison de définir la laryngite
striduleuse : une maladie dans laquelle, à une hyperémie catarrhale de la muqueuse du larynx, se trouve
associé un état spasmodique des muscles de cet organe,
développé sous l'influence du catarrhe même, d'où
accès de suffocation plus ou moins violents, avec toux
rauque, sonore, stridente, sans mouvement fébrile
bien marqué.

Lorsqu'il s'est agi d'étudier les conditions anatomiques du larynx qui, chez les enfants, favorisent la
production du faux croup, nous avons indiqué la physiologie pathologique de cette maladie, et montré comment la muqueuse du larynx hyperémiée, excitée par
la présence d'un peu de mucus, devenait le point de

7

départ d'une action réflexe amenant la contraction des muscles laryngiens.

Nous ne saurions conséquemment admettre que la laryngite striduleuse n'est que le premier degré du croup, et ne constitue avec cette dernière qu'une seule et même maladie. La nature septique de la diphthérie, et par conséquent du croup vrai, suffit seule pour le faire distinguer complètement de la simple laryngite spasmodique, qui ne lui ressemble que par quelques symptômes, qui lui ont valu le nom de faux croup. Nous ne pouvons donc accepter, pour les mêmes raisons, la manière de voir de Schmitt, qui, nous l'avons déjà dit, admet entre le croup et la laryngite striduleuse la même analogie qu'entre le choléra et la cholérine, et les a appelés *croup* et *croupine*.

C'est à tort, selon nous, que l'on s'est élevé contre le nom de faux croup, que Guersent a donné à la laryngite striduleuse : il fallait faire passer dans le langage du monde un mot aussi facile à populariser que celui de croup, et indiquant entre ces deux maladies une distinction fondamentale.

FIN.

INDEX BIBLIOGRAPHIQUE.

ALBERS (de Bremen).— Analyse du mémoire d'Albers (de Bremen), dans le Rapport sur les ouvrages envoyés au

concours sur le Croup. Paris, 1812.

BARTHEZ (E.) et RILLIET (F.).— Traité clinique et pratique des maladie des enfants, 2ᵐᵉ édition. 1853.

BLACHE (J.-G.-M.). — Observations pratiques recueillies à l'hôpital des Enfants malades.— Du croup et du pseudo-croup. *Archives générales de médecine*, tom. XVII, pag. 493. 1828.

BOERHAAVE (Hermann.). — *Aphorismi de cognoscendis et curandis morbis.* 1709.

BOUCHUT (E.).— Traité pratique des maladies des nouveau-nés, des enfants à la mamelle et de la seconde enfance, 4ᵐᵉ édition. 1862.

BRETONNEAU (P.) — Des inflammations spéciales du tissu muqueux, et en particulier de la diphthérite ou inflammation pelliculaire. 1826.

BREWER et DELAROCHE. — Bibliothèque germanique médico-chirurgicale, 1ʳᵉ année, tom. II, pag. 120 et suivantes.

BRICHETEAU (G.) — Précis analytique du croup, de l'angine couenneuse et du traitement qui convient à ces deux maladies, 2ᵐᵉ édition, 1827.

BURNS (John). — Traité des accouchements des maladies des femmes et des enfants ; édition de l'Encyclopédie médicale. 1837.

CAIN. — *The Southern of medecine and Pharmacy*. Gazette médicale, 1848, pag. 912.

CŒLIUS AURELIANUS. — *De morbis acutis et chronicis*, lib. III, cap. 1 : *De suspirio sive anhelitu quem Græci asthma vocant*. Édition de Haller, 1773.

CHALMERS. — *Account of the Weather and diseases of the South-Carolina*; 1776, cité par Valentin.

COMBAL. — Thèse du Dr Tourangin. Montpellier, 1866, et Leçons orales.

COURTY (A.). Mémoires de l'Académie de Montpellier, tom. III, pag. 394. — Observation de croup guéri par la trachéotomie, suivie de réflexions sur les conditions de développement du croup et de la diphthérie en général.

CRUVEILHIER (J.). Dictionnaire de médecine et de chirurgie pratiques. Article *laryngite*, tom XI.

DELAROCHE et BREWER. — Bibliothèque germanique médicochirurgicale, 1re année, tom. II, pag. 120 et suiv.

DESRUELLES (H.-M.-J.). — Existe-t-il des faux croups? Réflexions sur cette question dans *Bulletin* de la Société médicale d'émulation de Paris, janvier 1834.

DOUBLE (F.-J.). — Traité du croup. Paris, 1811.

DREYSIG. — Traité de diagnostic médical, 1804; traduction de J.-L. Renaudin.

DUGÈS (A.). — Dictionnaire de médecine et de chirurgie pratiques. Article *croup*, tom. V.

DUMAS. — Communications orales et observation clinique.

FLEISCH (C.-B.). — *Dissertatio de asthmate Millarii*. Marburg, 1799, cité par Rilliet et Barthez.

GARDIEN (C.-M.). — Traité d'accouchements, de maladies des

femmes, de l'éducation médicinale des enfants et des
maladies propres à cet âge, 1807, tom. IV, pag. 561.

GRISOLLE (A.). Traité élémentaire et pratique de pathologie
interne, 4ᵉ édition.

GUERSENT. — Dictionnaire de médecine en 30 volumes. Article
croup, 1ʳᵉ édition 1823, tom. VI; et 2ᵐᵉ édition,
1835, tom. IX. Article *asthme aigu*, 2ᵐᵉ édition,
tom. IV.

GUINIER (H). — Compte-rendu de la séance du 19 novembre
1860 de l'Académie des sciences et lettres de Montpellier, dans le *Montpellier médical*, tom. VI, pag. 169.
— Essai de pathologie et de clinique médicales, 1866.

GUIBERT (F.-Th.). — Considérations sur le diagnostic et le
traitement du croup ou angine suffocante des enfants.
Thèse 1821, n° 213.

HARRIS. — *Tractatus de morbis acutis infantum*. Genevæ,
1227, cité par Millar.

HIPPOCRATE. — Aphorismes et Traité des airs, des eaux et
des lieux. Traduction française sur le texte grec d'après
l'édition de Foës. Toulouse, 1801.

HOME (F.). — *An inquiry into the nature, cause and cure of
the croup*, 1765.

JOLLY (P.). — Dictionnaire de médecine et de chirurgie pratiques. Article *asthme*, tom. III.

JURINE. — Analyse du mémoire de Jurine dans le Rapport sur
les ouvrages envoyés au concours sur le Croup. Paris,
1812. Manuscrit cité par Rilliet et Barthez.

LABOULBÈNE. — Recherches cliniques et anatomiques sur les
affections pseudo-membraneuses, 1861.

LOBSTEIN (J.-F.). — Observations et recherches sur le croup,

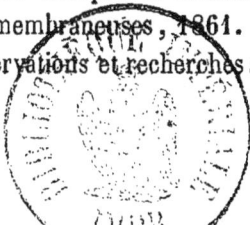

dans les Mémoires de la Société médicale d'émulation de Paris. 8me année, 2me partie, 1817, pag. 500 et suiv.

MILLAR (J.). — Observations sur l'asthme et sur le croup. Traduction de Sentex, 1808.

NIEMEYER. — Éléments de pathologie interne et de thérapeutique. Traduction de L. Culmann et Ch. Sengel, 1865.

RILLIET (F.) et BARTHEZ (E.) — Traité clinique et pratique des maladies des enfants, 2e édition, 1855.

ROGER (H.) — Séméiotique des maladies de l'enfance, 1864.

RUSH (B.). — Lettre adressée à Millar, 1770 ; et *Medical Inquiries and observations*, 1794 et 1805; cité par Valentin.

SCHMITT. — Valeur des symptômes généralement reconnus comme pathognomoniques du croup, in *Gazette médicale* de Paris, 21 juin 1834 (analyse).

SIMPSON. — *Dissertatio medica inauguralis de asthmate infantum spasmodico*. Édinburg, 1761 ; cité par Millar.

TOURANGIN (G.). — Étude sur le croup. Thèse de Montpellier, juin 1866.

TROUSSEAU (G.). — Clinique médicale de l'Hôtel-Dieu de Paris, 2e édition, 1865, tom. I.

UNDERWOOD (M.). — Traité des maladies des enfants ; traduction d'Eusèbe de Salle, 1823.

VIDAL. — Clinique des hôpitaux, 1828, tom. III, pag. 65.

VALENTIN. — Recherches historiques et pratiques sur le croup, 1812.

VALLEIX. — Guide du médecin praticien, édition Racle et Lorain, 1860, tom. II.

VIEUSSEUX (G.). — Observations sur le croup, in *Journal* de Leroux, Boyer et Corvisart, décembre, 1806, pag. 422 et suivantes, et Mémoire sur le croup ou angine trachéale. Genève, 1812.

WICHMANN (E.). — *Ideen zur Diagnostick.* Analysé très-longuement par Brewer et Delaroche, dans la Bibliothéque germanique, 1re année, tom. II.

Pag. 19, lig. 24, *au lieu de :* qui n'était, *lisez :* et elle n'était.

17, lig. 20, supprimez le mot : *autre.*

50, lig. 10, *au lieu de :* et ne trompent, *lisez :* et ne se trompent.

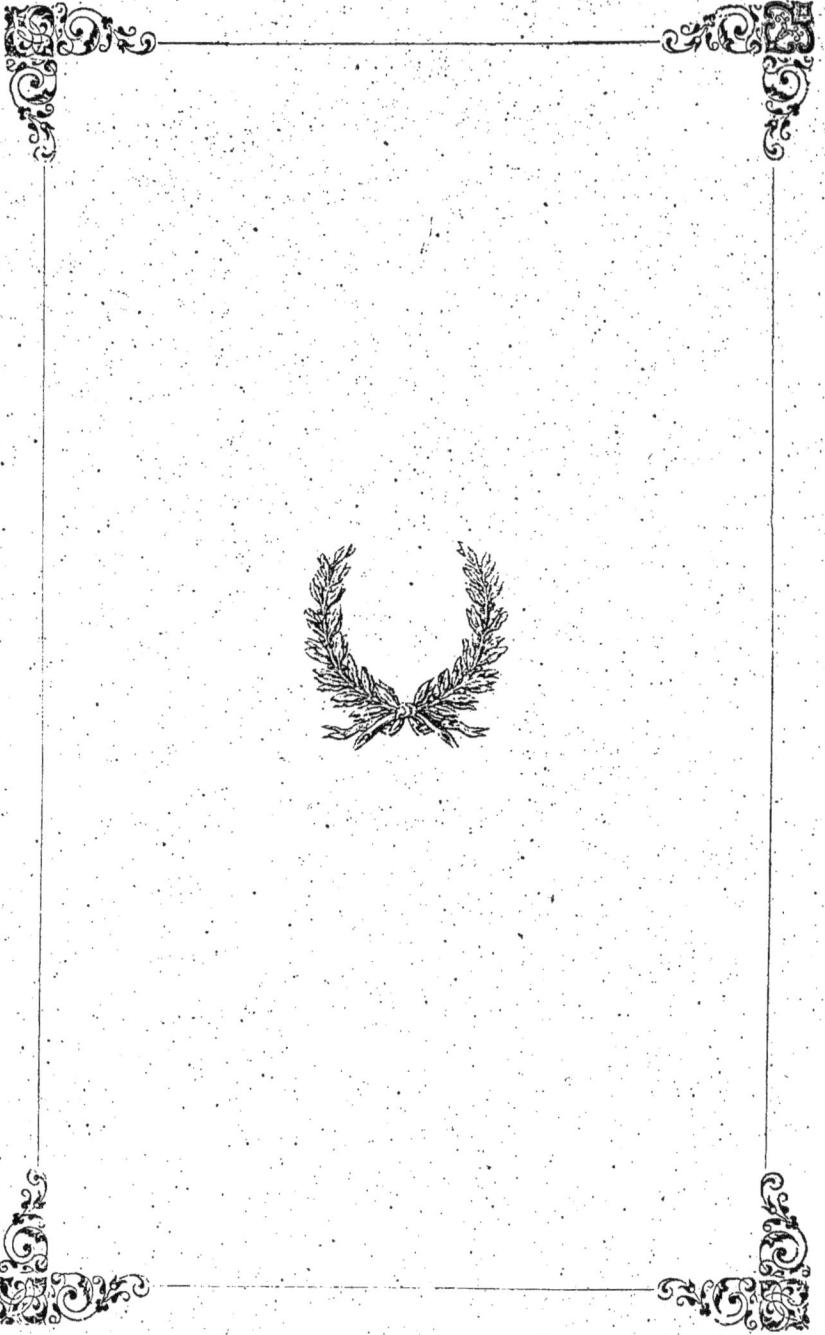

BIBLIOTHEQUE NATIONALE DE FRANCE

3 753102198065 2

www.ingramcontent.com/pod-product-compliance
Lightning Source LLC
Chambersburg PA
CBHW071522200326
41519CB00019B/6040

*9 7 8 2 0 1 1 2 8 8 7 5 2 *